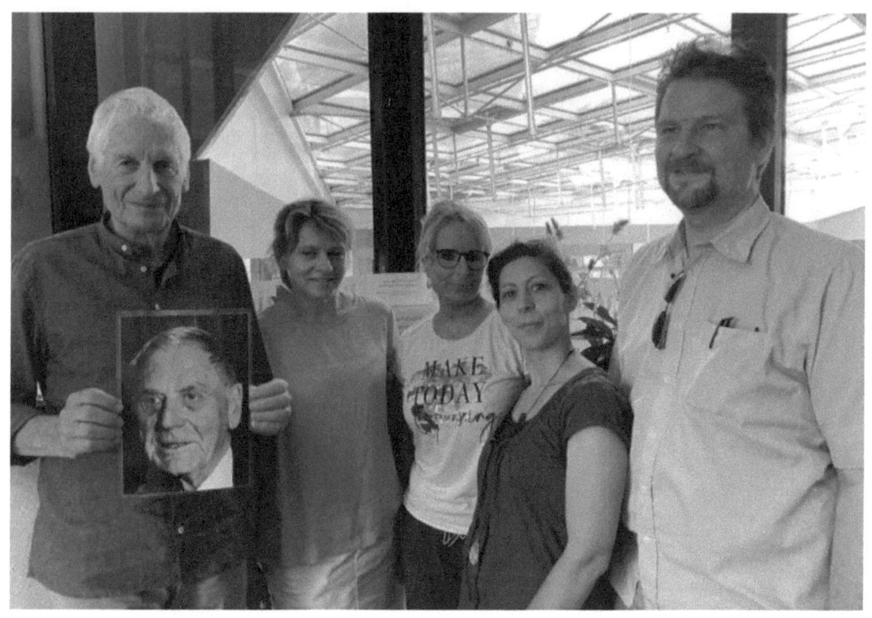

Im Andenken an Arne Burkhardt (1944-2023)

Gewidmet dem Fall 1

(82J / W / 2 x Mod /75, 40)

Arne Burkhardt, Walter Lang und Norbert Schwarz

Vom Stachel im Fleisch

Wie das Corona-„Impf"-Spikeprotein Schaden anrichtet

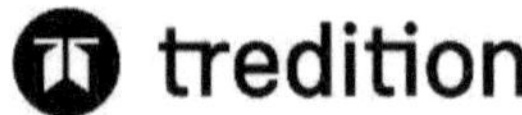 tredition

Impressum

Inhaltsverzeichnis

Der Stachel im Fleisch

Das auch in der Medienberichterstattung zum Coronageschehen immer wieder erwähnte sogenannte „Spikeprotein" (Stachelprotein) besteht aus Proteinen (aus Aminosäuren bestehende Makromoleküle) und Kohlenhydrat- oder „Zucker"-gruppen (Glykanreste). Es ist also ein „Glykoprotein". Glykoproteine kommen in der Natur häufig auf Zellmembranen vor, wobei die Zuckeranteile maßgeblich an der Ausbildung räumlicher Strukturen beteiligt sind und die „Glykoproteine" zu markanten Antigenen für Immunzellen machen. Als Transmembranprotein bildet das Spikeprotein ein für das SARS-CoV-2-Virus wichtiges Oberflächenmerkmal, wobei die S2-Untereinheit die Membran der Virushülle durchspannt und die S1-Untereinheit wie ein Stachel (englisch „Spike") von der Oberfläche des Virus hervorragt. Zwischen der S1- und der S2-Untereinheit liegt eine Furinschnittstelle, an der die beiden Untereinheiten enzymatisch voneinander getrennt werden.

Nach derzeitigen Kenntnissen sind die meisten Nebenwirkungen der Corona-„Impfungen" auf das Spikeprotein zurückzuführen.

Die gute Nachricht: Anhaltspunkte dafür, dass viele Corona-„Geimpfte" noch einmal davongekommen sind

Die Internetseite https://howbadismybatch.com führt Statistiken über unerwünschte Nebenwirkungen von Corona-„Impfungen" nach verimpften Chargen. Hierbei zeigte sich schon bald, dass schwere und tödliche Corona-„Impf"nebenwirkungen mit einem recht kleinen Anteil von etwa 5% der verimpften Chargennummern assoziiert waren. Oder anders ausgedrückt: Die meisten Chargen scheinen harmlos zu sein.

Anhand der Daten der dänischen Arzneimittelbehörden war es möglich, die Zahl der in einer Produktionscharge gegenüber den durch eine Charge verursachten schweren unerwünschten Corona-„Impf"nebenwirkungen aufzutragen (Schmeling, Manniche, and Hansen 2023). Hierbei zeigte sich, dass die Häufigkeit schwerer unerwünschter Nebenwirkungen in großen Chargen viel geringer war. Alle Chargen, bei denen mehr als 4000 schwere unerwünschte Nebenwirkungen registriert wurden bestanden aus weniger als 100.000 Dosen, während es viele aus mehreren Hunderttausend Dosen bestehende Chargen gibt, bei denen weniger als 1000, manchmal gar weniger als 100 schwere unerwünschte Nebenwirkungen registriert wurden.

Wohlgemerkt können wir anhand der gemeldeten schweren unerwünschte Nebenwirkungen nur erahnen, wie groß das Problem der Corona-„Impfschäden ist, da nur ein Bruchteil (einstelliger Prozentbereich) der auftretenden schweren unerwünschte Nebenwirkungen gemeldet werden.

Dennoch steckt in diesen Analysen auch eine gute Nachricht, nämlich dass die große Mehrheit aller verimpften Coronadosen harmlos waren, zumindest was kurz- und mittelfristige schwere unerwünschte Nebenwirkungen angeht.

Diese Wirkunterschiede können nicht zufällig sein. Auch ist auszuschließen, dass die Assoziation zwischen Chargengröße und Unschädlichkeit der Chargen zufällig zu Stande kam.

I. Unterschiede zwischen natürlichem Virus-Spike und „impf"induziertem Spike

Mit dem Spikeprotein bindet das SARS-CoV-2-Virus an die ACE2-Rezeptoren der Zelloberfläche und ermöglicht dem Virus das Eindringen in die Zelle. Dabei wird das Spikeprotein an der sogenannten Furinschnittstelle in eine S1- und eine S2-Untereinheit gespalten. Die an den ACE2-Rezeptor bindende „Rezeptor-Bindungs-Domäne (RBD)" liegt auf der S1-Untereinheit, die S2-Untereinheit spielt eine wichtige Rolle bei der Membranfusion während des Viruseintritts (Lan et al. 2020). Auch das nach Corona-„Impfungen" von Körperzellen gebildete Spikeprotein bindet an den ACE2-Rezeptor. Schon die Blockade und Zerstörung des ACE2-Rezeptors führt zu erheblichen Schäden, da die ACE2-Kaskade für die Zellhomöostase wichtig ist. SARS-CoV-2-Infektion und Corona-„Impfungen" haben das Spikeprotein als schädigendes Agens gemein. Deshalb sind symptomatische Überlappungen zwischen dem sogenannten Long-Covid-Syndrom und Corona-„Impf"schäden zu erwarten. Wahrscheinlich führen gerade Kombinationen zwischen SARS-Cov-2-Infektionen und Corona-„Impfungen" zu schweren Schäden.

Das SARS-CoV-2-Protein bietet unserem Immunsystem neben dem Spikeprotein zahlreiche andere Angriffspunkte, über die es eine Virusinfektion in den Griff kriegen kann. Deshalb erscheint es plausibel, dass eine natürliche Virusinfektion eine besser schützende und ausgewogenere Immunantwort induziert als die Corona-„Impfungen".

Nach Corona-„Impfungen" werden Körperzellen zur langanhaltenden, möglicherweise auch dauerhaften Produktion von Spikeproteinen umprogrammiert. Es kann zu einer regelrechten Überschwemmung des Körpers mit diesem in Massen produzierten Spikeprotein kommen (Seneff and Nigh 2021). Auch ist der Weg, der zur Exposition des Körpers gegenüber dem Spikeprotein führt, unnatürlich:

Corona-„Impf"partikel werden an allen Barrieren vorbei in den Körper gespritzt

Ein bedeutender Unterschied zwischen Coronainfektion und Corona-„impfung" liegt in der Art, wie das Spikeprotein in den Körper gelangt und sich verteilt: Das SARS-CoV-2-Virus gelangt durch Aerosole über die Atemwege ins Körperinnere. Falls es dabei zu einer Infektion mit Eindringen des Virus in Lungen- oder Bronchialzellen kommt, bleibt das Geschehen in der Regel auf den Atemtrakt beschränkt.

Die Schleimhäute im Nasenrachenraum, der Luftröhre, den Bronchien und Bronchiolen stellen eine wichtige und wirksame Barriere gegenüber Krankheitserregern dar.

Diese Schleimhäute bilden nicht nur eine physische Barriere, sondern nehmen auch immunologische Kompetenzen war. Dendritischen Zellen sind z.B. „Fresszellen" der Haut und Schleimhaut, die körperfremde Mikroorganismen angreifen, phagozytieren (auffressen) und Teile dieser Erreger an der Oberfläche für andere Immunzellen darbieten. Sie erfüllen somit durch Angriff von Eindringlingen wichtige Funktionen der unspezifischen Immunität. Gleichzeitig sind dendritische Zellen eine Schnittstelle zum spezifischen Immunsystem, da die Oberflächenpräsentation von Antigenen zur Aktivierung antigenspezifischer B- und T-Zellen führt. Antigenspezifische B-Zellen sind es dann, die sich vermehren und zu Plasmazellen weiterentwickeln, welche spezifische, gegen das auf der Oberfläche der dendritischen Zelle erkannte Antigen gerichtete Antikörper entwickeln. Das Antikörpersystem hat sogar einen ganz speziellen Antikörpertyp für den Einsatz in Schleimhäuten entwickelt, sogenannte IgA-Antikörper. Die Infektion wird von den Immunzellen im Atemtrakt bekämpft und beendet. Nur in wenigen Fällen wird die Schleimhautbarriere überwunden und es kommt zu einem „Überschwappen" der Viren ins Kreislaufsystem und zur Ausbreitung im ganzen Körper (Wodarg 2021).

Schwere Covid-19-Verläufe sind meist durch eine generalisierte Ausbreitung gekennzeichnet und führen dann auch zu Schäden im ganzen Körper, insbesondere am Gefäßsystem. Solche schweren Covid-Verläufe stellen jedoch nur einen sehr geringen Anteil aller SARS-CoV-2-Infektionen dar (welche wiederum nur einen Teil aller positiven Coronatestungen darstellen).

Gefäßschäden durch Corona-„Impfungen" zu erwarten

Bei den sogenannten „Impfungen" mit Vektorviren (von Astra Zeneca und Jansen) und den „mRNS-Impfstoffen" (von Moderna oder Pfizer-BioN-Tech) werden die „Impf"-Vektorviren und die „Impf"-Lipidnanopartikel an Schleimhautbarrieren vorbei direkt in den Muskel injiziert. Wenn zufällig ein Gefäß punktiert wird, was bei etwa 5-10% aller Injektionen der Fall ist, gelangen die Lipidnanopartikel mit der modifizierten RNS (modRNS) direkt in die Blutbahn (Wodarg 2021). Bei den DNS-„Impf"stoffen von Astra Zeneca und Jansen sind die das Spikeprotein kodierenden Sequenzen in Vektorviren (attenuierte Adenoviren) verpackt, die als Transportmedium analog zu den Lipidnanopartikeln fungieren.

Auch wenn kein Blutgefäß punktiert wird, geraten zumindest Teile der injizierten Substanz über die Lymphe in die benachbarten Axillarlymphknoten (bei Injektion in den Oberarm), von denen der Weg in die Hauptlymphbahnen, welche wiederum in den beiden oberen Venenwinkeln in die Blutbahn münden, nicht weit ist. Wir müssen also davon ausgehen, dass die „Impf"-Vektorviren und die „Impf"-Lipidnanopartikel mit Ihrer modRNS-Fracht früher oder später in die Blutbahn geraten.

Der größte Anteil der im Blutstrom schwimmenden Zellen sind rote Blutkörperchen (Erythrozyten), die keinen Zellkern und somit keine Kapazitäten zur Expression der in Lipidnanopartikeln verpackten Spike-modRNS oder der in Vektorviren verpackten Spike-DNS haben. Zellkerne finden sich in den weißen Blutkörperchen (Granulozyten, Lymphozyten und Monozyten). Ein besonders leichtes und naheliegendes Ziel für die „Impf"-Vektorviren und die in den „Impf"-Lipidnanopartikeln enthaltene modRNS sind die Gefäßwände auskleidenden Zellen, die sogenannten Endothelzellen. Diese nehmen die Spike-Erbinformation auf und exprimieren das darin kodierte Spike-Protein. Wenn dieses Spikeprotein auf der Zelloberfläche erscheint und seine S1-Untereinheit in den Blutstrom streckt, kann dies die Aggregation von Thrombozyten induzieren aber auch die thrombozytenunabhängige Gerinnung induzieren. Auch kann es zu einer Entzündung der Gefäßwände kommen, da die Spikeproteine vom körpereigenen Immunsystem, unter anderem von dessen natürlichen Killerzellen, als „fremd" erkannt werden, woraufhin die spiketragende Zelle angegriffen und vernichtet wird. Auf diese Gefahr wurde schon frühzeitig von erfahrenen und integren Wissenschaftlern hingewiesen (Reiss and Bhakdi 2020).

Charakteristische Gefäßschäden mit lymphozytären Endothelentzündungen, aber auch Entzündungen tieferer Gefäßwandschichten sehen die Pathologen Burkhardt und Lang regelmäßig bei der mikroskopischen Untersuchung von histologischen Asservaten nach Corona-„Impfung" Verstorbener an allen möglichen Stellen des Körpers. Auch in Biopsien, z.B. der Haut von nach Corona-„Impfung" dauerhaft erkrankten Überlebenden sind Anzeichen einer solchen Vaskulitis charakteristisch (Palmer and Bhakdi 2022).

Unphysiologische IgG-Direktinduktion birgt die Gefahr von Autoimmunkrankheiten

Die bei der pyhsiologischen Immunantwort bedeutsamen Schleimhautoberflächen-(IgA)-Antikörper sowie die für die humorale Schnellantwort normalerweise zuerst gebildeten IgM-Antikörper spielen bei der durch Corona-„Impfungen" induzierten Immunantwort keine Rolle. Die Corona-„Impfungen" führen stattdessen zur alleinigen Produktion von IgG-Antikörpern.

Die unphysiologische Direktinduktion von IgG-Antikörpern birgt ein erhöhtes Autoimmunitätsrisiko, und wie wir in unseren Ausführungen weiter unten sehen, gibt es starke Anzeichen für durch die Corona-„Impfung" bedingte Autoimmunkrankheiten.

Die Erhöhung des Autoimmunreaktionsrisikos bei direkter (unphysiologischer) IgG-Induktion konnte in Tierexperimenten gezeigt werden: Hohe IgG-Antikörperlevel bei Abwesenheit der korrespondierenden IgM-Antikörper führten bei Lupus-Autoimmun-Mäusen zu besonders starker Autoimmunpathologie (Boes et al. 2000). Ebenfalls in Mäusen konnte gezeigt werden, dass bei Bildung von Anti-Insulin-IgG- und IgM-Antikörpern, die

IgM-Antikörper das Insulin vor Autoimmunangriffen der destruktiven IgG-Antikörper schützen (Amendt and Jumaa 2021).

Schon vor der Bereitstellung der Corona-„Impfungen", die auf der Spikeprotein-Induktion basieren, wurden die Epitope des SARS-CoV-2-Virus ausführlich hinsichtlich ihres autoimmunpathogenen Potenzials untersucht. Hierbei wurden die untersuchten Epitope auf Homologien zu humanen Proteinen untersucht. Das Spikeprotein hatte die meisten immunogenen Epitope (6) aber auch zahlreiche Homologien zu menschlichen Proteinen. Die fünf Epitope mit Homologien zu menschlichen Proteinen, die explizit in der Publikation aufgeführt waren, wurden in Gehirn, Hypophyse, Hoden, „überall im Körper", in der Plazenta und den meisten anderen Geweben sowie in der Haut exprimiert. Bei der Entwicklung eines Corona-„Impfstoffs", der auf der Spike-Induktion beruht, musste man also mit autoimmunbedingten Nebenwirkungen rechnen (Lyons-Weiler 2020).

Spikecodierende modRNS der „Impfstoffe" ist humanähnlicher und effizienter in der Spike-Produktion als die mRNS des Virus

Um die Produktion der Spikeproteine durch körpereigene Zellen des Corona-„Impflings" zu optimieren, wurde die modRNS so gestaltet, dass 1) die Transkriptionseffizienz und damit die Spike-Produktionseffizienz bis zu über hundertfach gesteigert werden konnte und 2) die modRNS länger aktiv ist, da sie humanähnlicher ist und somit weniger schnell vom Immunsystem abgebaut wird.

Die Spike-modRNS der „Impfung" ist bis zu über hundertfach effizienter als normale Spike-mRNS

Die Spike-Produktionseffizienz wird durch Erhöhung des Guanin- (G-) und Cytosin- (C-) Basenanteils erreicht. Diese „Codon-Optimierung" ist möglich, da mehrere Basentriplets für die jeweils gleiche Aminosäure kodieren, wobei die Unterschiede insbesondere an der dritten Stelle häufig sind. Der GC-Anteil in der ursprünglichen SARS-CoV-2-mRNS liegt bei 36%

und wurde für die modRNS der Corona-RNS-„Impfungen" erhöht; auf 53% für den Pfizer-BioNTech BNT162b2-„Impfstoff" und auf 61% für den Moderna-„Impfstoff" (McKernan, Kyriakopoulos, and McCullough 2021).

Die GC-Anreicherung kann aber nicht nur zu einer die Zelle überwältigenden Überproduktion des Spikeproteins führen, sondern auch zu einer veränderten Konfiguration der Spikeproteine. Insbesondere die erhöhte Neigung, bei GC-reicher Ausgangs-mRNS sogenannte G-Quadruplex-Proteinformationen auszubilden, lässt eine Risikoerhöhung für neurologische und neurodegenerative Wirkungen des Spikeproteins befürchten. Darauf wird weiter unten noch einzugehen sein, wenn wir die „prionenartigen" Eigenschaften des Spikeproteins beschreiben (Wang, Thombre, et al. 2021).

„Humanisierte" Spike-modRNS ist stabiler, kann aber autoimmunogen wirken

Die modRNS der Corona-„Impfungen" wurde „humanisiert" durch Hinzufügen einer Guanin-methylierten „Kappe", die von menschlichen Proteinen kopierte 3' und 5'-untranslatierte Regionen (UTR) und einen extra langen Poly-A-Schwanz (Poly-Adenin) aufweist. Lange Poly-A-Enden an einer mRNS tragen zur weiteren Stabilisierung bei. Insbesondere die in der modRNS der Corona-„Impfungen" verwendete 3'UTR ist geradezu omnipräsent im normalen menschlichen Körper, da sie von Globinen stammt, die in großen Mengen durch menschliche rote Blutkörperchen produziert werden (Kyriakopoulos and McCullough 2021; Orlandini von Niessen et al. 2019). Da reife rote Blutkörperchen keinen eigenen Zellkern mehr haben, muss deren RNS besonders langlebig sein, weil sie nicht nachproduziert werden kann.

Ein besonders wichtiger Schritt bei der „Humanisierung" der modRNS war das Ersetzen aller Uridin (U)-Basen durch 1-Methyl-Pseudouridin. Hierdurch konnte verhindert werden, dass transfizierte menschliche Zellen über sogenannte „Toll-Like-Rezeptoren" (TLR) die eingebrachte RNS als viral und fremd erkennen und die Fresszellen des angeborenen Immunsystems auf den Plan rufen können (Kariko et al. 2005; Andries et al. 2015).

In beiden modRNS-„Impfungen" (Moderna und Pfizer-Biontech) wurden die U-Basen durch 1-Methyl-Pseudouridin ersetzt (Park et al. 2021).

Das angeborene Immunsystem mit seinen Fresszellen (z.B. Makrophagen) sorgt normalerweise dafür, dass Fremdobjekte wie Viren, aber auch „entfremdete" Körperzellen wie Krebszellen rasch abgebaut werden, meist ohne dass das adaptive Immunsystem mit seinen spezifisch gebildeten Antikörpern Tage bis Wochen später aktiv werden muss.

Die Humanisierung der Corona-„Impf"-Spike-modRNS soll dazu führen, dass das körpereigene Immunsystem die modRNS nicht als „fremd" einstuft und deshalb nicht durch Fresszellen vorschnell abbaut. Wenn Tage bis Wochen nach der Corona-„Impfung" das adaptive Immunsystem dennoch Antikörper und Abwehrzellen gegen die humanisierten Antigene der modRNS entwickelt, können diese mit körpereigenen Strukturen kreuzreagieren.

Die modRNS nach Corona-„Impfung" wurde ja vom angeborenen Immunsystem nicht abgeräumt und fällt in derart großen Mengen an, dass sie trotz der Tarnung als menschliche RNS vom Immunsystem nicht unbemerkt bleiben kann. Allerdings wird nach erfolgreicher Umgehung der Fresszellen des angeborenen Immunsystems nun insbesondere das adaptive Immunsystem mit seinen spezifischen Antikörpern aktiviert. Diese sind jeweils gegen ein bestimmtes Epitop der modRNS gerichtet. Wenn solche Epitope sich auch auf körpereigenen RNS- und DNS-Molekülen wiederfinden, werden diese leider auch zum Ziel der Antikörper und der spezifischen Immunzellen des adaptiven Immunsystems. Es kommt zu Auto-(Selbst)-Immunreaktionen gegen körpereigene Erbgutmoleküle (RNS- und DNS-Moleküle sind strukturell sehr ähnlich und interagieren intensiv. RNS-Epitope finden sich also meist auch auf DNS-Molekülen).

Neben der Corona-„impf"-induzierten Immunantwort gegen das in rauen Mengen gebildete Spikeprotein, kommt es also zu Autoimmunangriffen gegen Spikeprotein ähnelnden körpereigenen Proteinen und auch Autoimmunangriffen gegen körpereigene Erbgutmoleküle (DNS und RNS).

II. Exosomen

Exosomen sind extrazelluläre, virusgroße (30-200 nm) und virusähnliche Vesikel, die in Körperzellen entstehen, von einer Membran umgeben in den extrazellulären Raum ausgeschleust werden und von anderen Zellen aufgenommen werden können. Exosomen können regulatorisch bedeutsame Nukleinsäuren, Glykoproteine, Lipide und Metaboliten aus ihren Ausgangszellen enthalten und von Zelle zu Zelle transportieren. Sie stellen somit einen effektiven Weg der interzellulären Kommunikation und des Molekülaustauschs dar (Thery, Zitvogel, and Amigorena 2002).

Exosomen können wohl von fast allen Körperzellen produziert werden. Sie sorgen für den Austausch zwischen Zellen des Immunsystems, wo sie z.B von antigenpräsentierenden dendritischen Zellen und T-Zellen sezerniert und aufgenommen werden können. Auch beim Austausch zwischen T-Zellen und B-Zellen und somit bei der Antikörperproduktion spielen Exosomen eine wichtige Rolle (Schwarzenbach and Gahan 2021).

Das Nervensystem mit seinen langen miteinander verbundenen Nerven- und Nervenhüllzellen stellt ein für den exosomalen Transport hervorragend geeignetes „Fernstraßennetz" dar, und auch im Zentralen Nervensystem (ZNS) spielen Exosomen eine wichtige Rolle für den interzellulären Austausch (Huo et al. 2021). Für das Verständnis der Wirkungen und Nebenwirkungen, insbesondere der Langzeitnebenwirkungen, ist neben der Primär-„Impf"dosisverteilung über die „Impf"-Lipidnanopartikel auch die Sekundärverteilung der Corona-„Impf"-modRNS und der Corona-„Impf"produkte über die Exosomen von Bedeutung (Seneff, Nigh et al. 2022).

Primärverteilung und Sekundärverteilung der Corona-„Impf"-modRNS

Die Verteilung der Corona-„Impf"-Lipidnanopartikel der modRNS-„Impf"stoffe gibt Aufschluss über die Verteilung der in den Lipidnanopartikeln enthaltenen modRNS, welche für das Spikeprotein codiert. Von dieser, nennen wir sie Primär-„Impf"dosisverteilung, lassen sich im Mausversuch modRNS-Konzentrationen an verschiedenen Stellen und in verschiedenen Organen messen.

Bei Hepatitis-C-Patienten, von denen zur therapiesteuernden Krankheitsüberwachung RNS isoliert wurde, war in etwa 10% (10/108) modRNS der Corona-„Impf"-Spikes bis zu 28 Tage im Blut nachweisbar (Castruita et al. 2023). Die höchste modRNS-Konzentration wurde erwartungsgemäß im Injektionsmuskel gemessen, gefolgt von den nächstliegenden Lymphknoten. Die höchsten Organkonzentrationen wurden in der Milz, gefolgt von der Leber gemessen. Niedrigere (Influenza)-modRNS-„Impf"-Konzentrationen fanden sich in allen möglichen anderen Organen, unter anderem im Gehirn und in den Hoden (Bahl et al. 2017). In menschlichen Leberzellkulturen wurde inzwischen experimentell die reverse Transkription von Corona-modRNS in DNS gezeigt. Die Erbinformation für das Spikeprotein kann somit für lange Zeit in Leberzellen und wohl auch in vielen anderen Zellen, erhalten bleiben (Alden et al. 2022).

Lymphknoten und Milz als Umschlagplatz mit potentiell neurodegenerativen Folgen

Die Organanreicherungen in Lymphknoten und Milz sind konzeptuell plausibel, da in den Keimzentren dieser Organe die beabsichtigten Corona-„impf"-induzierten Immunreaktionen mit T-Zell-Antwort und B-Zell-Antikörperproduktion stattfinden sollen (Turner et al. 2021). Inzwischen konnte eine wochenlang anhaltende Persistenz der spikecodierenden modRNS in sekundären lymphatischen Geweben wie Milz und Lymphknoten für mindestens 60 Tage nach der Corona-„Impfung" gezeigt werden (Roltgen et al. 2022).

Immunzellen, insbesondere Makrophagen in der Milz, gehören zu den Hauptzielen des SARS-CoV-2-Spikeproteins, welches in diesen Zellen zu einer Verstärkung des programmierten Zelltods (Apoptose) führt (Ping et al. 2021). Apoptotische Zellen setzen verstärkt Exosomen frei (Kakarla et al. 2020). Diese können Spike-modRNS, Spikeproteine und Spikefragmente sowie andere Zellinhalte wie Mikro-RNS (miRNAs) und auch Prionen enthalten.

Tatsächlich spielen die Exosomen eine zentrale Rolle bei der Ausbreitung von Prionen von Zelle zu Zelle, auch fehlgefalteter Prionen. Das Spikeprotein hat auch prionogene Eigenschaften, die wir in einem eigenen Kapitel weiter unten ausführlich beschreiben. Spike kann also die Fehlfaltung von Prionen in Makrophagen der Milz veranlassen und gleichzeitig den programmierten Zelltod anstoßen. Dadurch entlässt die untergehende Zelle vermehrt Exosomen, welche potenziell neurodegenerativ wirkende, fehlgefaltete Prionen entlang der Nervenbahnen im ganzen Körper und auch ins Gehirn verteilen.

Die reverse Transkription von Corona-modRNS in DNS wurde in Leberzellen experimentell bewiesen (Alden et al. 2022). Die für die reverse Transkription verantwortlichen LINE-1 Elemente kommen jedoch auch in zahlreichen anderen Körperzellen vor – meist inaktiv –, jedoch exprimieren Immunzellen, Tumorzellen und Neuronen aktiv LINE-1, insbesondere im Zusammenhang mit neurodegenerativen Erkrankungen (Thomas, Paquola, and Muotri 2012; Terry and Devine 2019). Für die auf viralen Vektoren beruhenden Corona-„Impfungen" ist dieser reverse Transkriptionsschritt für einen Einbau ins Wirtszellgenom nicht einmal notwendig, da die Erbgutinformation für das Spikeprotein schon in DNS-Form eingebracht wird.

Die für die modRNS-„Impfungen" verwendeten Lipidnanopartikel können gewissermaßen als synthetische Verwandte der natürlichen Exosomen betrachtet werden (Zhang et al. 2020). So gesehen ist es nicht überraschend, dass Zellen, die modRNS aus „Impf"-Lipidnanopartikeln aufnehmen, Spikeproteine und modRNS in Exosomen verpacken können. Dazu gehören neben reichlich Spikeproteinen regulatorische Elemente der Spikeproduktion, aber natürlich auch Bestandteile der Zelle selbst zum Inhalt von Exosomen. Auch die Weitergabe von Prionenproteinen und deren spikeinduzierter Fehlfaltung kann durch Exosomen erfolgen (Cervenakova et al. 2016; Fevrier et al. 2005; Porto-Carreiro et al. 2005).

Sekundärverteilung der Corona-„Impfungen" durch Exosomen

Zellen, die bei der Primär-„impf"dosisverteilung modRNS der Corona-„Impf"-Lipidnanopartikel aufgenommen haben, können modRNS-Moleküle zusammen mit produzierten Spikeproteinen, kationischen Lipiden, und weiteren auch zellsteuerungsrelevanten Molekülen, wie z.B. sogenannten „Mikro-RNS – miRNAs", in kleine Lipidpartikel verpacken und aus der Zelle ausschleusen. Die ausgeschleusten Partikel nennen wir Exosomen. Exosomen können ihren Inhalt zu anderen Zellen tragen. Sie stellen also ein Austausch- und Kommunikationsnetzwerk zwischen Zellen dar. Die Fähigkeit von Exosomen, ihre Antigenfracht auch bis in die entlegensten Regionen des Körpers zu tragen, wurde ausdrücklich in einer Arbeit über Exosomen als potente Transportvehikel für SARS-Cov-2-„Impfungen" gewürdigt (Machhi et al. 2021).

Zellen, die diese Exosomen aufnehmen, können dann das durch die modRNS codierte Protein produzieren. Gezeigt wurde dies anhand von Erythropoetin-codierender modRNS, aber wir können davon ausgehen, dass die Exosomen auch bei der Verteilung der Spike-modRNS eine große Rolle spielen (Maugeri et al. 2019).

Zirkulierende Exosomen, die das Spikeprotein auf der Oberfläche tragen, wurden nach der Comirnaty Corona-„Impfung" von Mäusen schon nach der ersten Injektion und vor der Nachweisbarkeit von Antikörpern gegen das Spikeprotein nachgewiesen (Bansal et al. 2021). Nach der zweiten Injektion verzwölffachte sich die Menge der Spikeprotein tragenden Exosomen und nun waren auch Anti-Spike-IgG-Antikörper nachweisbar. Die Autoren feierten diesen Befund als einen weiteren Mechanismus der Anti-Spike-IgG-Antikörperproduktionsinduktion. Wir befürchten, dass diese Amplifikationswirkung der Exosomen eine Teilerklärung der zunehmenden Nebenwirkungen mit jeder neuen Corona-„Impf"dosis sein könnte.

Exosomen, das Spikeprotein und die Blut-Hirn-Schranke

Bei der Abschätzung von Wirkungen und Nebenwirkungen von Medikamenten spielt die Frage, ob diese die Blut-Hirn-Schranke überwinden, eine wichtige Rolle. Spikeproteine, spikecodierende modRNS und andere Inhaltsstoffe spiketransfizierter Zellen können aber durch exosomalen Zell-zu-Zell-Transport entlang der Nervenbahnen unabhängig von der Blut-Hirn-Schranke ins Gehirn gelangen. Die Überwindung der Blut-Hirn-Schranke durch die S1-Untereinheit des Spikeproteins wurde in Mäusen durch Injektions- und Inhalationsversuche demonstriert. Hierbei führte die Injektion zu etwa zehn Mal höheren S1-Konzentrationen im Gehirn als die Inhalation (Rhea et al. 2021).

Im Gehirn schädigt das Spikeprotein die Perizyten, das sind perivaskuläre Zellen, die Gefäßwandzellen schützen und versorgen und somit natürlich auch für die Intaktheit der Blut-Hirn-Schranke von Bedeutung sind (Khaddaj-Mallat et al. 2021). Die Neuropathologie ist eine eigenständige Disziplin, und die Pathologen Burkhardt und Lang sind entsprechend zurückhaltend bei der Beurteilung neuro-histopathologischer Gewebsschnitte. Die Gefäße im Gehirn können sie jedoch sehr gut beurteilen und bei nach Corona-„Impfungen" Verstorbenen fanden sich auch lymphozytär-entzündlich veränderte Hirngefäße, Eisenablagerungen um Gefäße als Zeichen stattgehabter Sickerblutungen und Schäden an den elastischen Fasern der Hirngefäße.

Inzwischen konnten wir auch eine Hirnbiopsie von einer etwa Mitte-60-jährigen Frau untersuchen, die ein halbes Jahr nach zweifacher Corona-„Impfung" schwer neurologisch erkrankte (motorische Störungen wie Gangataxien, Hemiparesen, Persönlichkeitsveränderungen mit Bewusstseinsstörungen). Schon von zwei erstuntersuchenden pathologischen Instituten wurde eine „Vaskulitis", also eine Entzündung der Gefäßwände intrazerebraler Gefäße diagnostiziert. Die Pathologen Burkhardt und Lang konnte diese Diagnose bestätigen, da sie tatsächlich eine lymphozytäre Vaskulitis vorfanden, die pathohistomorphologisch ein den Beiden inzwischen vertrautes Bild einer „Spike-Vaskulitis" bot. In den Gefäßwänden fanden sich kleinherdige Nekrosen und Hämosiderinablagerungen als Residuen von Einblutungen. Zudem wirkten die Gefäßwände verquollen mit

Einlagerungen einer hyalinösen-amyloidartigen Substanz. (Dem Thema Amyloid oder Prionenablagerungen wird weiter unten ein ganzes Kapitel gewidmet). Immunhistologisch konnte Spikeprotein im Bereich der entzündeten Gefäßwände, in Entzündungszellen und auch im angrenzenden Hirngewebe nachgewiesen werden.

Rolle des Vagusnervs beim Exosomentransport und Vagusschädigungssymptome

Der Vagusnerv bildet das Verbindungsnetzwerk zwischen dem Gehirn und den Brust- und Bauchorganen, wobei er dämpfend, ausgleichend und entspannend auf die Organe wirkt. Exosomen bewegen sich von Zelle zu Zelle fort. Nervenzellen und Nervenhüllzellen (Myelinzellen) bieten beste Voraussetzungen für den effizienten Exosomentransport von Zelle zu Zelle über weite Entfernungen innerhalb des Körpers. So können Exosomen intakte spikecodierende modRNS aus der Milz über den Vagusnerv ins Gehirn transportieren, wo die modRNS die Produktion des Spikeproteins auslösen kann. Das Spikeprotein hat einige Prioneneigenschaften. Prionen sind Proteine, die durch eigene Fehlfaltung die Fehlfaltung anderer gleichartiger Proteine induzieren und somit einen mit der Fehlfaltung einhergehenden Funktionsfehler von Protein zu Protein „weitergeben" (eine infektiöse Fehlfaltung, sozusagen). Wir kennen Prionen von neurodegenerativen Erkrankungen wie z.B. der Creutzfeld-Jakob-Krankheit, der Parkinson-Krankheit und der Alzheimer-Demenz.

Bei der Parkinson-Erkrankung fällt typischerweise fehlgefaltetes α-Synuclein an, welches u. a. Bestandteil der sogenannten „Lewy-Körperchen" ist. im Mausexperiment konnte gezeigt werden, dass dieses fehlgefaltete α-Synuclein über den Vagusnerv ins Gehirn gelangt und die Parkinson-Krankheit auslöst. Der exosomale Transport des α-Synuclein von den Bauchorganen ins Gehirn konnte unterbrochen werden, indem man den Vagusnerv durchtrennte (Kim et al. 2019).

Generell finden sich in Exosomen oftmals auch sogenannte Mikro-RNS-Moleküle (miRNA-Moleküle), deren Vielfalt und regulatorische Funktionen erst allmählich erkannt werden (O'Brien et al. 2018)

Nervenentzündungen nach Corona-„Impfungen" durch Spike und miRNA-beladene Exosomen

Für Nervenentzündungen nach Corona-„Impfungen" spielen offenbar inflammatorische Wirkungen des Spikeproteins eine Rolle. In Zellkulturexperimenten wurden Humane Mikrogliazellen mit Exosomen behandelt, welche zuvor von Spikeprotein-transfizierten Zellkulturen abgeerntet worden waren. Die reiche Exosomenernte veranlasste die Autoren als Zwischenergebnis zu vermelden, dass das Spikeprotein auch in der Lage sei, die Exosomenproduktion zu stimulieren und die Exosomenfracht zu beeinflussen. So führen die Exosomen zur Ausbreitung inflammatorischer Effekte der Corona-„Impfungen", insbesondere über das Nervensystem in alle Körpergewebe (Mishra and Banerjea 2021).

Die Mikrogliazellen in Kultur, bei denen die Exosomen zur Entzündung führten, werden zu den Gliazellen gerechnet, sind funktionell aber eher mononukleär-phagozytäre Zellen, also Immunfresszellen, die auch entzündlich wirken können. Als weitere entzündungsvermittelnde Exosomeninhalte wurden Mikro-RNS genannt, explizit miR-148 und miR-590. Interessanterweise wurden weder miR-148 noch miR-590 bei Covid-19-Patienten gefunden (de Gonzalo-Calvo et al. 2021), was darauf schließen lässt, dass deren entzündliche Effekte tatsächlich spezifisch für die Corona-„impf"bedingte Spikeproduktion sind und sich nicht bei SARS-CoV-2-bedingter Spikeexposition finden (Seneff, Nigh, et al. 2022).

Spike-transfizierte Zellen nach Corona-„Impfung" setzen Exosomen frei, die entlang der Nervenbahnen ins Gehirn gelangen und dabei zur Entzündungen der Nerven und des Gehirns führen können.

Mögliches Streuen von exosomalen Corona-„Impf"-Sekundärpartikeln

Immer wieder diskutiert, aber leider bislang zu wenig experimentell und epidemiologisch erforscht ist der mögliche Übergang von Corona-„Impf"bestandteilen oder Wirkungen von einer „geimpften" auf eine „ungeimpfte" Person, das im Englischen als „Shedding" bezeichnet wird (Banoun 2022). Zunächst schien es plausibel, dass nur die Spikeproteine, die von den Körperzellen nach Corona-„Impfung" produziert werden, durch Ausscheidung in die Umwelt gelangen und auf nahestehende Personen übergehen können. Der logischste Weg nach außen erfolgt über die Atemwege (Ausatmen, Abhusten oder Ausniesen von Spikeproteinen) des Corona-„Geimpften". Nahestehende Personen könnten dann das Spikeprotein anatmen. Allerdings würde man davon ausgehen, dass die „ungeimpfte" Person auf diesem Wege nur geringe Spike-Streudosen aufnimmt.

Wenn aber Exosomen durch die Atemwege nach außen gelangen und eingeatmet werden können, öffnet dies die Möglichkeit für Streuung der vollen Impfwirkung, da diese Exosomen auch modRNS und damit das „Rezept" für die Spike-Produktion durch Körperzellen enthalten.

Andere Ausscheidungsflüssigkeiten kommen auf ähnliche Weise für eine Streuübertragung in Frage. In Muttermilch gelten Exosomen als physiologischer Träger wichtiger physiologischer Komponenten, z.B. des Immunsystems (Galley and Besner 2020). Allerdings kann so auch die Corona-„impf"bedingte Exosomenfracht mit modRNS und Spikeproteinen auf das Kind übergehen (Hanna et al. 2022).

Während der Schwangerschaft fungieren Exosomen als Transportvehikel über die Plazenta zwischen maternalem und fetalem Kreislauf, und es konnte gezeigt werden, dass maternal gebildete Entzündungsmediatoren wie TNF-α auf exosomalem Wege zu Entzündungsreaktionen im Fetus führen können (Shepherd et al. 2021).

In der eingangs zitierten Übersichtsarbeit (Banoun 2022) wird auf die Protokolle der Pfizer-Zulassungsstudien verwiesen, in denen dem möglichen Übergang des Studienprodukts der Corona-„Impfung" von

BioNTech/Pfizer auf andere Menschen im Kontext von Schwangerschaften auf den Seiten 66-69 des Dokuments besonders viel Aufmerksamkeit gewidmet wird, da eine Exposition gegenüber dem Studienprodukt während der Schwangerschaft als schwerwiegend unerwünschtes Ereignis gilt (Pfizer. 2022). Als unerwünschte Exposition gegenüber dem Studienprodukt wird nicht nur eine bei unbekannter Schwangerschaft erfolgte Corona-„Impfung" selbst gewertet, sondern auch eine Exposition mit dem Studienprodukt durch Inhalations- und Hautkontakt mit Familienmitgliedern. Dies ist wohlgemerkt kein experimenteller Beweis für Streuen des Corona-„Impfstoffs" durch Inhalation oder Hautkontakt, zeigt aber, dass die Entwickler und Hersteller einen möglichen Übergang des „Studienprodukts" von Mensch zu Mensch erwarten.

Mikro-RNS (miRNA) als bedeutsame regulatorisch wirksame Exosomenfracht

Als weitere Exosomenfracht haben wir miRNA-Moleküle genannt. MiRNAs sind etwa 22 Nukleotide kurze RNS-Einzelstränge, die es in sehr unterschiedlichen Lebensformen wie Pflanzen, Tieren und Viren gibt. Sie sind in vielfältiger Weise an der Genregulation auf der mRNS-Ebene, also der Translationsebene beteiligt. Somit sind sie wichtig für die Proteinproduktionsregulation, codieren selbst aber nicht für Proteine (He and Hannon 2004).

Die Autoren einer Literaturrecherche nach miRNAs, die als Biomarker für Covid-19 dienen könnten, identifizierten fünf miRNAs, die aufgrund ihrer starken Dysregulation bei Covid-19-Infizierten als potenzielle Biomarker hervorgehoben wurden (miR-21-5p, miR-146a, miR-126-3p, miR-144 und miR-155) (Visacri et al. 2021). Besonders relevant erscheinen hierbei für uns miR-155 und miR-146a, da diese beiden in endotoxininduzierten Exosomen gefunden wurden (Alexander et al. 2015).

miR-155 und Myokarditis

Schon vor der Coronapandemie wurde erkannt, dass die Expression von miR-155 bei viralen Myokarditiden hochreguliert ist (Bao and Lin 2014). Eine neuere Studie legt aber nahe, dass die miR-155-Expression insbesondere bei Covid-19 erhöht ist. In einer dreiarmigen Studie wurden Patienten mit schwerer Covid-19-Infektion mit Influenza-Patienten und gesunden Kontrollen hinsichtlich Ihrer miRNA-Expression verglichen, wobei drei miRNAs bei den Covid-19-Patienten im Vergleich zu den Influenza-Patienten und den gesunden Kontrollen deutlich erhöht exprimiert waren, darunter wieder miR-155 (Garg et al. 2021). MiR-155 ist also ein Marker für Herzschädigung, der zwar nicht spezifisch für coronabedingte Herzschädigung ist, hier aber offenbar besonders stark exprimiert wird.

miR-146a und Neuroinflammation

Die miR-146a wirkt im zentralen Nervensystem entzündungsfördernd mit Makrophageninvasion und neutrophilen Granulozyten (Vemula et al. 2010). Die hierbei in den Signalkaskaden stattfindenden Mechanismen mit ROCK1-Unterdrückung und tau-Hyperphosphorylierung sind bei der Alzheimer-Demenz (AD) gut beschrieben (Wang et al. 2016). Die proinflammatorische Wirkung von miR-146 spielt bei vielen viralen und prioneninduzierten Enzephalopathien und neurodegenerativen Erkrankungen eine Rolle, darunter Alzheimer-Demenz (AD), Amyotrophe Lateralsklerose (ALS), altersbedingte Makuladegeneration (AMD), Multiple Sklerose (MS), Temporallappenepilepsie (TLE), Scrapie (Traberkrankheit bei Schafen) und BSE (Rinderwahnsinn), sowie der Creutzfeld-Jakob-Krankheit (CJK), dem Gerstmann-Straussler-Scheinker-Syndrom und Kuru (Pogue and Lukiw 2021).

III. Störung der ACE2-„Achse des Guten" durch das Spikeprotein

Der Angiotensin-Converting-Enzyme-2-Rezeptor (ACE2) ist der Schlüsselrezeptor für die Bindung des Spikeproteins für den Eintritt des SARS-CoV-2-Virus in die menschliche Zelle. Die Spikeproteinbindung an ACE2 führt zu einem Abbau der für ACE2 codierenden mRNA und zu einer Reduktion der ACE2-Produktion (Gao et al. 2022). Zudem blockiert das Spikeprotein die gemeinhin als günstig für Zelle und Gewebe angesehene ACE2-Kaskade (Rodriguez-Puertas 2020).

ACE2 ist ein Membranprotein, welches das gefäßkonstringierende Angiotensin II abbaut und der Gegenspieler von ACE ist. In der Vergangenheit wurde die von diesem ACE2-Rezeptor ausgelöste Signalkaskade in der wissenschaftlichen Literatur als „Achse des Guten" bezeichnet, da die entspannende Wirkung auf den Gefäßtonus, die antifibrotische und unkontrolliertes Wachstum verhindernde Wirkung der ACE2/ANG(1-7)/Mas-Signalkaskade als für den Körper gut und ausgleichend gegenüber der ACE/AngII/AT1-Rezeptor-Signalkaskade wirkt (Xu, Sriramula, and Lazartigues 2011). Schon nach der SARS-Pandemie von 2002/2003 wurde die entscheidende Rolle der ACE2-Achsenschädigung durch das Spikeprotein und den daraus resultierenden Angiotensin-II-Überschuss bei der Lungenschädigung entdeckt (Kuba et al. 2005).

Das Spikeprotein des SARS-CoV-2-Virus, aber auch das modRNS-induzierte Spikeprotein der Corona-„Impfung" binden mit der S1-Untereinheit an den ACE2-Rezeptor und induzieren den Schnitt der äußeren ACE2-Domäne durch ADAM17 (Heurich et al. 2014; Lambert et al. 2005). Der Schnitt der inneren ACE2-Domäne benötigt die Anwesenheit der S2-Untereinheit des Spikeproteins, die bei der Verschmelzung der viralen Hülle mit der Zellmembran mit dem TMPRSS2 interagiert, der wiederum die intrazelluläre C-terminale Domäne des ACE2-Rezeptors schneidet (Heurich et al. 2014; Hoffmann et al. 2020). Schädigungen des ACE2-Rezeptors sind zudem durch Autoimmunmechanismen zu erwarten, die durch Spikeprotein-ACE2 Komplexe induziert werden.

Trennung des Spikeproteins in S1- und S2-Untereinheit

S1 und S2 des Spikeproteins werden an der Furinschnittstelle getrennt. Ob diese Trennung hauptsächlich beim Binden an den ACE2-Rezeptor erfolgt oder unabhängig davon, könnte zu unterschiedlichen Gesamtwirkungen führen. Bei ACE2-unabhängiger Spiketrennung an der Furinschnittstelle können wir davon ausgehen, dass es nach der Corona-„Impfung" im Gegensatz zur SARS-CoV-2 Infektion auch häufig vorkommt, dass nur S1-Untereinheiten des Spikeproteins ohne S2-Gegenwart binden. Kurzum: Bei Anwesenheit eines vollständigen Spikeproteins werden äußere und innere ACE2-Domäne geschnitten; wenn nur S1 anwesend ist, nur die äußere ACE2-Domäne unter Zurücklassung des in die Zelle ragenden verstümmelten ACE2-Rezeptorstumpfs. Wo und wann es nach Corona-„Impf"induzierter Produktion des Spikeproteins zur Trennung von S1 und S2 kommt und ob die impfinduzierten Spikes eher vollständig am ACE2-Rezeptor binden, oder ob die Bindung alleiniger S1-Untereinheiten dominiert bestimmt also, ob die ACE2-Rezeptoren vollständig geschnitten werden, oder ob ein Rest zurückbleibt (Samavati and Uhal 2020) (Hoffmann et al. 2020).

Vielleicht führen aber auch alle Schnittarten vollständig oder teilweise zu einem Funktionsverlust des ACE2-Rezeptors. Die ACE2-abhängige Signalkaskade der „Achse des Guten" induziert allgemein förderliche Effekte für die zelluläre Homöostase und die Blutdruckregulation. Die Zerstörung des ACE2-Rezeptors durch das Spikeprotein dürfte also zerstörerische Effekte auf den menschlichen Organismus haben (Xu, Sriramula, and Lazartigues 2011).

ACE2-Blockade auch durch idiotypische Antikörper gegen Anti-Spike-Antikörper?

Vielleicht reicht auch schon das Andocken der Rezeptorbindungsstelle des Spikeproteins an ACE2 zur Blockade und Schädigung der „ACE2-Achse-des-Guten". Sollte dies der Fall sein, wäre eine zusätzliche Schadwirkung von idiotypischen Antikörpern an ACE2-Rezeptoren denkbar. Idiotypische Antikörper wären in diesem Fall Antikörper, die sich gegen Anti-Spike-Rezeptor-Antikörper bilden und dadurch die Rezeptorbindungsstelle des Spikeproteins als Antikörperbindungsstruktur aufweisen und damit dann ACE2-Rezeptoren blockieren könnten. Bislang steht die Hypothese, dass idiotypische Anti-Spike-Antikörper eine Rolle spielen können, lediglich im Raum, ohne dass es hierzu schon Laborarbeiten gibt (Murphy and Longo 2022). Da die Corona-„Impfungen" ja gerade auf die Induktion der Bildung von Anti-Spike-Antikörpern abzielen, wäre das Auftreten idiotypischer Antikörper nach Corona-„Impfung" zu erwarten.

Neben der Zerstörung der ACE2-Rezeptoren unterdrückt das SARS-CoV-2-Spikeprotein die Expression der mRNS für ACE2 und Interferon 1 und damit deren Produktion. Dies wurde in von Rhesusaffen durch bronchoalveoläre Lavage gewonnenen Zellen, die Spike exponiert wurden, experimentell gezeigt (Sui et al. 2021). Die Interferon-1-Unterdrückung würde neben den durch die ACE2-Störung bedingten Zell- und Gewebsschäden eine zusätzliche Immunsuppression implizieren.

Wirkungen der spikebedingten ACE2-Rezeptorzerstörung

Konkrete zu befürchtende Wirkungen der spikebedingten ACE2-Rezeptorzerstörung bzw. Produktionsminderung sind (Suzuki 2020):

1) Dysregulation des Blutgefäßtonus. ACE2 zerschneidet das vasokonstriktorische Angiotensin II und senkt somit den Tonus der Gefäßwand und damit den Blutdruck in dem entsprechenden Gefäß. Bei Ausfall der ACE2-abhängigen Regulation, z.B. durch Spikeproteinwirkung kann es je nach Lokalisation im Körper zu lokalen Schädigungen mit je nach betroffenem Organ generalisierten Schäden kommen.

   a. In der Lunge kann der ACE2-Ausfall zu einer pulmonalen arteriellen Hypertonie führen, die wiederum zum Tod durch Rechtsherzversagen führen kann.

b. Vasokonstriktion der Koronargefäße kann zu Angina Pectoris oder gar Herzinfarktschäden führen.

c. Der Gegenspieler der ACE2-Achse wirkt profibrotisch. Die Bildung fibrotischer Polster bei Schwächung der ACE2-Achse kann ebenfalls zur Gefäßstrombahneinengung führen. Im Gehirn kann es zu einem Schlaganfall kommen, mitunter auch mit „Sickerblutungen" bedingt durch Hirngefäßinnendruckerhöhung.

Die Auslösung pulmonaler Hypertonien durch die S1-Untereinheit des Spikeproteins allein (ohne das SARS-CoV-2-Virus und ohne S2) wurde nachgewiesen (Suzuki and Gychka 2021; Suzuki et al. 2021).

2) ACE2 schützt vor schweren RSV-Verläufen (Gu et al. 2016). Auch wurde schon gezeigt, dass ACE2 vor schweren Lungenschäden durch SARS (das SARS-Virus von 2002/03) und H5N1 (Vogelgrippe) schützt (Kuba et al. 2005; Imai et al. 2005; Zou et al. 2014). Wenn die ACE2-Rezeptoren dezimiert werden, vermindert sich deren schützende Wirkung vor Erkältungsvirusschäden. Die schwere RSV-Welle des Jahres 2022 könnte durch die Corona-„Impfungen" begünstigt worden sein.

Das ACE2-Gen liegt auf dem X-Chromosom – mögliche Geschlechtsunterschiede

Bemerkenswert ist die Lokalisation des ACE2-Gens auf dem X-Chromosom (Tipnis et al. 2000), da dies mögliche Geschlechtsunterschiede in den Auswirkungen der spikebedingten ACE2-Achsenstörungen nach Corona-„Impfung" oder SARS-CoV-2-Infektion impliziert: Frauen haben zwei X-Chromosomen, Männer nur eines. Durch die Diploidität des 46 Chromosomen umfassenden menschlichen Chromosomensatzes sind alle Chromosomenanlagen auf jeweils zwei Partnerchromosomen (2 x 23 = 46 Chromosomen) vorhanden. In der Regel ist die entsprechende Anlage auf einem der Partnerchromosomen inaktiviert, kann aber als „Reserve" betrachtet werden. Die einzige Ausnahme sind die

Geschlechtschromosomen des Mannes, die aus einem X-Chromosom und einem Y-Chromosom bestehen. Die Anlagen auf dem X-Chromosom sind also beim Mann nur einfach vorhanden, während Frauen auch für die Anlagen auf dem X-Chromosom eine Reserve haben. Einige Anlagen des X-Chromosoms werden jedoch weniger oder gar nicht herabreguliert, dazu gehört wohl auch die Anlage für ACE2, woraus sich eine höhere ACE2-Expression bei Frauen ableiten lässt (Tipnis et al. 2000). In dieser Publikation von Tipnis et al. aus dem Jahr 2000 wird das damals neu entdeckte ACE2 noch als ACE-Homolog oder ACEH bezeichnet. Offenbar sind Frauen insbesondere vor der Menopause durch die günstige ACE2-Balance zu seinem Gegenspieler ACE vor kardiovaskulären und Nierenkrankheiten geschützt (Komukai, Mochizuki, and Yoshimura 2010).

Der bei Frauen stärker als bei Männern exprimierte ACE2-Rezeptor ist der Rezeptor, an den das SARS-CoV-2-Virus bindet, um in die menschliche Körperzelle einzudringen. Sollte dieses Eindringen des Virus mit schweren Krankheitsverläufen assoziiert sein, dann sollte man bei Frauen mehr schwere SARS-CoV-2-Infektionsverläufe vorfinden als bei Männern. Allerdings ist eher das Gegenteil der Fall, zumindest, wenn man die Mortalität als Indikator für die Schwere der Erkrankung heranzieht, da diese bei an Covid-19 erkrankten Männern höher ist als bei Frauen (Nielsen et al. 2021).

Die schwereren Verläufe bei Männern ergeben wiederum Sinn, wenn nicht die intrazelluläre Vermehrung des SARS-CoV-2-Virus und dessen Ausbreitung von Zelle zu Zelle für die Krankheitsschwere ausschlaggebend sind, sondern die spiketoxische Wirkung (unter anderem durch ACE2-Rezeptorzerstörung). Dies würde allerdings auch bedeuten, dass alle Spikeproteine, ob auf der Virusoberfläche oder Corona-„impf"induziert ähnlich toxische Wirkungen auf die Zellen und menschliches Gewebe entfalten.

ACE2-Funktionen und ACE2-Defizitfolgen in verschiedenen Organen und Geweben

Wie gerade beschrieben, sind die ACE2-Rezeptoren als Startrezeptor der „Achse des Guten" wichtig für eine ausgleichende Regulierung des Gefäßwandtonus, insbesondere gegenüber der Angiotensin-2-Wirkung der ACE-Achse, die als Gegenspieler verstanden werden kann. Eine Schädigung der ACE2-Rezeptoren führt also absehbar zu einer Schädigung des entsprechenden Gewebes. Umgekehrt stellt sich die Frage, in welchen Geweben ACE2 exprimiert wird und was dort passiert, wenn die ACE2-Rezeptoren zerstört oder deren Expression und Produktion vermindert wird.

ACE2-Rezeptoren in den respiratorischen Epithelien und Bedeutung für das Eindringen des SARS-CoV-2-Virus (und Bedeutungslosigkeit für das Eindringen der Corona-„Impfungen")

SARS-CoV-2 als respiratorisches Virus infiziert natürlicherweise zuerst die Epithelzellen der Atemwege und der Lunge. Ohne Zweifel wird der ACE2-Rezeptor in den Luftwegen exprimiert. Bei der durch Covid-19 bedingten Entzündung der Atemwege bindet das SARS-CoV-2-Virus mit seinem Spikeprotein an ACE2-Rezeptoren. Möglicherweise wird die Entzündung weniger durch den Umstand, dass SARS-CoV-2-Viren in die Zellen eindringen verursacht, sondern durch die spiketoxischen Schädigungen unter anderem der (für die Gewebshomöostase wichtigen) ACE2-Rezeptoren (Rivellese and Prediletto 2020). Das medikamentöse Blocken von ACE2-Rezeptoren wäre dann eher als schädlich anzusehen, da es die ACE2/ACE-Balance weiter zu Ungunsten der ausgleichenden ACE2-Kaskade lenken würde. Der Einsatz klassischer ACE-Hemmer, die den Gegenspieler (ACE) hemmen, könnte hingegen entlastend sein (Danser, Epstein, and Batlle 2020; Vaduganathan et al. 2020; Lam et al. 2020).

In der Nasenhöhle wird ACE2 moderat bis hoch exprimiert (Olender et al. 2016; Salamanna et al. 2020). Bei einer Infektion der

Nasenschleimhäute kommt es wie bei anderen respiratorischen Viren zu Schnupfensymptomen. Die vielfach beschriebene Anosmie und die damit einhergehenden Geschmackstörungen sind sicherlich auch nicht spezifisch für SARS-CoV-2 und schon im Volksmund als Erkältungssymptome überliefert. Die diskutierte neurologische Komponente bei der SARS-CoV-2-Anosmie (Eliezer et al. 2020; Galougahi et al. 2020) erscheint aber aufgrund der vielfältigen Spikewirkungen auf Nervenzellen und das zentrale Nervensystem auch plausibel; aber auch andere Viren können den Bulbus olfactorius befallen (van Riel, Verdijk, and Kuiken 2015).

Für das Eindringen des Spikeproteins bei der Corona-„Impfung" spielt der Atemtrakt keine Rolle, da die Corona-„Impf"-Nanopartikel, bzw. „Impf"-Vektorviren durch Injektion in den menschlichen Muskel und damit ins Lymph- und Blutsystem gelangen und keine Epithelbarriere mehr überwinden müssen.

Die Konjunktiven der Augen werden immer wieder gerne vergessen, wenn es um Eintrittspforten von Erregern geht. Auch hier finden sich ACE2-Rezeptoren, an die das Spikeprotein binden kann (Sun et al. 2006).

ACE2-Rezeptoren in Speicheldrüsen und Mund-Rachenschleimhaut

Die ACE2-Rezeptoren in den Speicheldrüsen der Mundhöhle gehören zu den ersten Zielen von angeatmeten SARS-CoV-2-Viren. Die beim Eindringen in die Zelle bedeutsame Transmembranproteinserinprotease 2 (TMPRSS2) und das für die Spaltung der S1- und S2-Untereinheiten des Spikeproteins benötigte Enzym Furin werden passenderweise auch in Speicheldrüsenzellen stark exprimiert (Salamanna et al. 2020).

Auch die Mund- und Rachenschleimhaut ist reichlich mit ACE2-Rezeptoren ausgestattet, an die angeatmete SARS-CoV-2-Viren binden können (Xu et al. 2020).

Für das Eindringen des Spikeproteins bei der Corona-„Impfung" spielen die Mundschleimhaut und die Speicheldrüsen keine Rolle, da die Corona-„Impf"-Nanopartikel, bzw. Impfvektorviren durch Injektion in den menschlichen Muskel und damit ins Lymph- und Blutsystem gelangen, allerdings könnte die Anwesenheit von ACE2-Rezeptoren die Speicheldrüsenzellen zu direkten Zielen der Spiketoxizität werden lassen.

Die Pathologen Burkhardt und Lang beobachten bei nach Corona-„Impfungen" Verstorbenen Entzündungen der Speicheldrüse, an denen neben Autoimmunmechanismen auch spiketoxische Wirkungen beteiligt sein können, wofür der immunhistochemische Nachweis des Spikeproteins in entsprechend entzündetem Speicheldrüsengewebe spricht. Auch im Lippenbiopsat einer älteren Frau, die nach dreifacher Corona-„Impfung" neben Kopfschmerzen und Abgeschlagenheit auch an Speicheldrüsenentzündungen leidet, wurden Spikeproteine in den Epithelien der Ausführungsgänge und im Endothel kleiner Gefäße des entzündeten Speicheldrüsen- und Schleimhautgewebes gefunden.

ACE-2 Rezeptoren in den tieferen Atemwegen

In den tieferen Atemwegen der Bronchien, Bronchiolen und Lunge wird der ACE2-Rezeptor von Bonchialepithelien und Typ-2-Pneumozyten exprimiert. Typ-2-Pneumozyten machen nur etwa 5% der Pneumozyten aus gegenüber den etwa 95% Typ-1-Pneumozyten. Dennoch kommt den Typ-2-Pneumozyten eine besondere Bedeutung zu, da sie die Vorläuferzellen der Typ-1-Pneumozyten sind und Surfactant produzieren, der für die Oberflächenspannungsverringerung der Alveolen und somit für die freie Entfaltung der Lunge wichtig ist.

Gefürchtet ist die pulmonale arterielle Hypertonie, die wiederum zum Tod durch Rechtsherzversagen führen kann. Pathogenetisch steht hier jedoch eine Verengung der Lungengefäßstrombahn im Vordergrund. Im Hinblick auf die pulmonale arterielle Hypertonie ist die spikebedingte Blockade der ACE2-Rezeptoren der Lungengefäße demnach mehr zu fürchten als die Blockade der ACE2-Rezeptoren der Atemwege. Ein eingeatmetes SARS-CoV-2-Virus dockt mit seinem Spikeprotein bevorzugt an ACE2-

Rezeptoren der Atemwege, während die Corona-„impf"induzierten Spikeproteine eher die Gefäßwände, auch die der Lunge, angreifen.

ACE2 im Gehirn

ACE2-Rezeptoren finden sich in exzitatorischen und inhibitorischen Neuronen (Chen et al. 2020). Auch im Gehirn wirkt die ACE2-Achse (ACE2/ANG(1-7)/Mas Signalkaskade) vasodilatatorisch und antifibrotisch, also gegenüber der ACE-Achse (ACE/ANG-II/AT1-Achse) ausgleichend (Xu, Sriramula, and Lazartigues 2011). Tiermodelle zeigten die sympatholytische und antihypertensive Wirkung im Hypothalamus mit Ang-II-Reduktion und Ang-(1-7)-Erhöhung. Nach Schlaganfällen begünstigt die ACE2-Achse die Genesung (Alenina and Bader 2019). Sicherlich spielt also die Expression des ACE2-Rezeptors auf den Endothelzellen der Hirngefäße für die physiologische Wirkung des ACE2-Rezeptors im Gehirn eine wichtige Rolle. Entsprechend sind Schäden an den Hirngefäßen zu erwarten, wenn die für das Zellgleichgewicht der Endothelzellen so wichtigen ACE2-Rezeptoren zerstört werden.

Aber auch in Oligodendrozytenvorläuferzellen und in Astrozyten der Großhirnrinde wurde die Expression von ACE2 nachgewiesen. Beide sind Gliazellen, also Zellen, die Nerven umhüllen und versorgen, selbst aber nicht elektrisch erregbar sind. ACE2-Rezeptoren finden sich auch in der Substantia nigra, der Schlüsselregion bei der Parkinson-Krankheit, bei der dopaminproduzierende Zellen der Substantia nigra untergehen und die für Parkinson typischen Bewegungs- und Antriebsstörungen auftreten.

ACE2 im Herzen und den Blutgefäßen

Entzündungen und Gewebeschäden am Gefäßsystem und am Herzen gehören zu den bedeutsamsten und wohl auch häufig auftretenden pathogenetischen Manifestationen, die bei schweren Covid-19-Erkrankungen beschrieben wurden (Wang et al. 2020; Zhou et al. 2020; Kariyanna et al. 2020). Lymphozytäre Entzündungen von Herzgewebe und

Gefäßwänden werden auch von den Pathologen Burkhardt und Lang immer wieder bei nach Corona-„Impfung" Verstorbenen beobachtet, aber auch in Biopsiematerial von nach Corona-„Impfung" Erkrankten finden sich lymphozytäre Entzündungen an Gefäßen, z.B. den Kapillaren der Haut in Hautbiopsien. Über die „Corona-Impf-Myokarditis" wurde als eine der ersten Impfnebenwirkungen auch von etablierten Medien berichtet. Inzwischen gibt es zahlreiche Fallberichte in Fachzeitschriften auch über Corona-„impf"bedingte Myokarditisfälle in Deutschland (Schwab et al. 2022).

ACE2 ist als Beschützer der Gefäßgewebe anerkannt, dessen Signalkaskade die vasokonstriktorischen Angiotensin-II-Effekte ausbalanciert, Endothelien schützt und deren Regeneration unterstützt (Crackower et al. 2002).

Durch ACE-2-Blockade bedingte Vasokonstriktionen der Koronargefäße können zu Angina Pectoris oder gar Herzinfarktschäden führen. Die Bildung fibrotischer Polster an den Gefäßinnenwänden bei Schwächung der ACE2-Achse kann zu dauerhaften Schädigungen führen, die in Koronargefäßen zu kardialen Krisen prädestinieren.

Die Pathologen Burkhardt und Lang beobachten bei nach Corona-„Impfungen" Verstorbenen Schäden an arteriellen Gefäßen aller Größen, auch an vital kritischen Gefäßen, wie den Koronararterien. Typische Schadbefunde an arteriellen Gefäßen sind: lymphozytäre Entzündungen, Medianekrosen, Schwellungen von Gefäßwandzellen und Schichten, Disruptionen der elastischen Fasern und „Polsterbildungen" an Gefäßinnenwänden. Typischerweise kann das Spikeprotein immunhistochemisch, insbesondere in den Myofibroblasten, nachgewiesen werden.

Bei Herzschäden finden sich erhöhte Werte an gelöstem ACE2 im Serum, was ACE2 als kardialen Biomarker oder als Ziel therapeutischer Ansätze ins Spiel gebracht hat.

ACE2-Rezeptoren spielen also eine wichtige physiologische Rolle in den Gefäßwänden und im Herzmuskelgewebe. Gleichzeitig werden sie durch das Spikeprotein blockiert, ge- und zerstört. Die Störung der ACE2-Signalkaskade in Gefäß- und Herzgeweben dürfte also eine wichtige Rolle bei der

Pathogenese von Herz- und Gefäßschäden nach Corona-„Impfungen"
spielen.

Auch in der wissenschaftlichen Literatur finden sich inzwischen unzäh-
lige Fallberichte über Myokarditiden nach Corona-„Impfungen", exempla-
risch verweisen wir auf eine Übersichtsarbeit (Behers et al. 2022). Allerdings ist es im etablierten medizinischen Fachpublikationsbetrieb nach wie
vor schwierig, Beiträge, die Corona-„Impfungen" kritisch beurteilen, zu
publizieren und oftmals betonen die Autoren (ob von sich aus oder unter
Druck des Fachjournals), dass die Vorteile der Corona-„Impfungen" deren
Nachteile überwiegen würden. Ein uns bekannter Pathologe konnte einen
Fallbericht über einen mit Myokarditis und nekrotisierender Enzephalitis
nach Corona-„Impfung" Verstorbenen publizieren, indem er diesen in einer Fachzeitschrift veröffentlichte, die es erlaubt, noch nicht begutachtete
Vorabveröffentlichungen zu publizieren. Inzwischen ist der Artikel auch
ohne dem Autor aufgezwungene Aussagen durch den Gutachterprozess
gegangen (Mörz 2022). Die Vorabveröffentlichung ist also eine Absiche-
rung, dass ein Artikel nicht schon auf der Editoren- oder Gutachterebene
„abgewürgt" werden kann und ist somit ein wichtiges Element für die Wis-
senschafts- und (Fach-)Meinungsfreiheit geworden.

ACE2 in Nieren und Harnwegen

ACE2-Rezeptoren werden in proximalen Tubuluszellen und Tubulusvor-
läuferzellen exprimiert, ebenso in Nierenepithelzellen der Tubuli, Mesan-
giumzellen und Podozyten der Glomeruli und Nierenendothelzellen (Qi et
al. 2021; Pan et al. 2020). Bei Covid-19-Patienten wurde das Spikeprotein
im Urin nachgewiesen (George et al. 2021). Ein Ausscheiden von Spikeprotein im Urin von Corona-„Geimpften" wird von „Faktencheckern" heftig
bestritten (von einer Quellenangabe sehe ich hier ab, da besagte „Fakten-
checker" die Originalquelle, die sie widerlegten, nicht erreichbar zitierten).

Milz, Lymphknoten, Thymus und Knochenmark – ACE2-Rezeptoren im Thymus und Thymusschädigung.

Der Nachweis von ACE-2 Rezeptoren im Thymus zusammen mit Funktionsverlust des Thymus bei schweren SARS-CoV-2 Infektionen, lässt eine Thymusschädigung durch die Corona-„Impfungen" befürchten. Insbesondere für die Entwicklung des Immunsystems im Kindesalter ist der bei Erwachsenen zurückgebildete Thymus bedeutsam (Rosichini et al 2023). In der Milz wurden noch keine ACE-2 Rezeptoren nachgewiesen.

Interessanterweise wurden im Tierexperiment mit Mäusen in der Milz (gefolgt von der Leber) die höchsten modRNS-Konzentrationen nach Injektion von „Impf"-RNS gefunden (Bahl et al. 2017; Stokes et al. 2020). Dies ist kein Widerspruch, da die „Impf"partikel und die Exosomen, welche die modRNS im Körper verteilen, im Gegensatz zu den SARS-CoV-2-Viren für das Eindringen in Zellen nicht auf ACE2-Rezeptoren angewiesen sind. Auch in Lymphknoten, zumindest denen, die die Injektionsstelle im Deltamuskel drainieren, erreichen die Corona-„Impf"partikel hohe Konzentrationen. Aus Sicht der Entwickler der RNS-„Impfungen" sind hohe Konzentrationen der „Impf"-RNS in Milz und Lymphknoten erwünscht, da die Keimzentren von Milz und Lymphknoten die Hauptorte der T-Zell-Aktivierung und der Antikörperproduktion durch B-Zellen sind (Laidlaw and Ellebedy 2022).

Die Gefäßveränderungen, welche die Pathologen Burkhardt und Lang in der Milz von nach Corona-„Impfung" Verstorbenen beobachten, sind nicht zwangsläufig schwerwiegender als die Gefäßschäden in anderen Organen, jedoch sind sie besonders charakteristisch. Im mikroskopischen Bild können die Gefäßwände der Milzgefäße nach Corona-„Impfungen" zirkulär geschichtet wirken, weshalb der Begriff „Zwiebelschalenmuster" zur Beschreibung des Phänomens passend erscheint. Dieses Zwiebelschalenmuster ist zuvor schon bei Autoimmunkrankheiten wie dem Lupus erythematodes beschrieben worden.

Leber und Gallengangsystem – ACE2 besonders in Cholangiozyten

In der Leber wurde die ACE2-Expression in Leberendothelzellen, Hepatozyten und Gallengangzellen (Cholangiozyten) nachgewiesen, wobei in einem Expressionsatlas des menschlichen Körpers die höchsten ACE2-Expressionen in Cholangiozyten, gefolgt von Hepatozyten, gefunden wurden (Pirola and Sookian ; Hamming et al. 2004).

Pankreas

Auch im Pankreas werden ACE2-Rezeptoren exprimiert, besonders in den Inselzellen, welche das Insulin produzieren (Salamanna et al. 2020).

Hoden

Verschiedene testikuläre Zellen exprimieren ACE2-Rezeptoren, darunter die testosteronproduzierenden Leydig-Zellen, die Sertoli-Zellen sowie die Spermatogonien und Spermatozoen (Wang and Xu 2020; Aitken 2021).

Ovarien

Auch in den weiblichen Reproduktionsorganen, namentlich den Ovarien, dem Uterus, der Vagina und auch der Plazenta, wird ACE2 reichlich exprimiert (Jing et al. 2020). Auch in sich entwickelnden Ovarien sind ACE2-Rezeptoren in hoher Zahl vertreten (Kong et al. 2021). Dies führt zu Spekulationen über Auswirkungen von SARS-CoV-2-Infektionen oder aber auch des Corona-„impf"induzierten Spikeproteins auf die zukünftige Fruchtbarkeit weiblicher Babys, deren sich entwickelnde Eizellen in utero exponiert wurden (Solis-Moreira 2021).

IV. Suppression des Immunsystems

Inzwischen mehren sich die Anzeichen für eine Immunsuppression nach Corona-„Impfung". Ein epidemiologischer Hinweis auf Immunsuppression ist das vermehrte Auftreten von typischen Indikatorkrankheiten wie der Gürtelrose (Catala et al. 2022). Die Gürtelrose wird durch ein Wiederaufflammen von in den Spinalganglien sensorischer Nerven schlummernden Windpockenviren verursacht. Im entsprechenden sensorischen Innervationssegment bilden sich schmerzhafte Hautbläschen. Das vom Immunsystem in Schach gehaltene Windpockenvirus bricht also bei einer Immunschwäche wieder aus den Spinalganglien aus und verursacht im entsprechenden Spinalsegment den Gürtelroseausschlag.

Aufgrund der Komplexität des Immunsystems können die Mechanismen der immunologischen Eingriffe der Corona-„Impfungen" ins Immunsystem nur in groben Zügen dargestellt werden.

Man unterscheidet zwei Reihen von weißen Blutzellen: lymphatische und myeloische Zellen. Die lymphatischen Zellen umfassen Zellen des antigenspezifisch arbeitenden adaptiven Immunsystems; diese sind natürliche Killerzellen, T-Lymphozyten und B-Lymphozyten, aus denen die antikörperproduzierenden Plasmazellen hervorgehen.

Dem angeborenen Immunsystem sind die Zellen der myeloischen Reihe (Monozyten, Granulozyten, Erythrozyten, Thrombozyten) zuzuordnen, also Zellen, die an der unspezifischen Immunantwort des angeborenen Immunsystems beteiligt sind. Erythrozyten und Thrombozyten (rote Blutkörperchen und Blutplättchen) gelten vielleicht nicht als „Immunzellen", dennoch spielen Sie eine wichtige Rolle bei der Immunabwehr, indem sie sich an Fremdantigene anheften und dann selbstaufopfernd in der Milz mit den Fremdantigenen abgebaut werden oder diese durch Blutgerinnsel einmauern. Die Granulozyten und die Zellen der Monozyten sind die Kampftruppen des angeborenen Immunsystems, die Fremdantigene, Fremdzellen (Krebszellen) und Fremdorganismen (Viren, Bakterien) angreifen und abbauen.

Das angeborene Immunsystem ist die erste und vielleicht wichtigste Verteidigungslinie des Immunsystems. Die Akteure des angeboren Immunsystems sind nicht auf bestimmte Antigene spezialisiert, sondern kümmern sich um jeden eindringenden Fremdstoff, also Zellen und Strukturen, die nicht als körpereigen gelten (dazu gehören auch Viren und „entartete" Krebszellen). Interferon-1(IFN-1)-abhängige Signalkaskaden sind für eine funktionierende angeborene Immunantwort und damit für eine Immunantwort gegen Virusinfektionen, aber auch zur Bekämpfung entarteter Zellen (Krebssurveillance) wichtig.

Ein funktionierendes angeborenes Immunsystem ist auch für die Funktionalität des spezifischen Immunsystems wichtig, da die Zellen des angeborenen Immunsystems dem spezifischen Immunsystem nach Abbau eines Fremdorganismus, z.B. eines Virus, dessen Teile präsentieren, sodass gegen diese Teile gerichtete antigenspezifische T-Zellklone vermehrt werden und die Produktion von antigenspezifischen Antikörpern durch Plasmazellen anlaufen kann.

Schwächung des angeborenen Immunsystems, insbesondere der Interferon-1-abhängigen Signalkaskaden, erhöht das Risiko viraler Infekte und von Krebskrankheiten

Eine Arbeit, welche die Corona-„Impfungen" im Ganzen sehr kritisch sieht, interpretiert die bisherigen Erkenntnisse dahingehend, dass nach mRNS-„Impfungen" gegen SARS-CoV-2 nicht nur ein wichtiger Teil der erhofften Immunantwort ausbleibt, sondern dass es durch diese zu einer Unterdrückung des angeborenen Immunsystems kommt (Seneff, Nigh, et al. 2022). Insbesondere der Schwächung der IFN-1-Achse durch das Spikeprotein wird eine ganz besondere Rolle zugesprochen.

In einer tierexperimentellen Zellkulturstudie wurden durch bronchoalveoläre Lavage von Rhesusaffen gewonnene Zellen Spike-exponiert. Hierbei zeigte sich, dass das Spikeprotein nicht nur die Expression des Lungen- und Gefäß-protektiven ACE2 unterdrückt, sondern auch die Interferon 1 Expression. Somit unterdrückt das Spikeprotein das angeborene Immunsystem (Sui et al. 2021). Bei schweren Covid-19-Verläufen fand sich eine deutlich schwächere IFN-1-Immunantwort im Vergleich zu Kontrollen in myeloischen Zellen (van der Wijst et al. 2021).

Das Spikeprotein hemmt nachgewiesenermaßen den IFN-1-Aktivator Interferon Regulationsfaktor 3 und hemmt so die Produktion von IFN-1 und somit die IFN-1-Achse (Freitas, Crum, and Parvatiyar 2021). Diese Erkenntnisse wurden in einer Publikation in den Kontext der Pathomechanismen von SARS-CoV-2 dargelegt, ohne näher auf die Implikationen der Corona-„Impfungen" einzugehen, welche Körperzellen zur Produktion ebendieses Spikeproteins veranlassen.

Eine interessante Arbeit, welche die Immunantwort auf eine Covid-19-Infektion mit jener auf die Corona-„Impfung" vergleicht, ist mit „SARS-CoV-2 mRNA vaccine elicits a potent adaptive immune response in the absence of IFN-mediated inflammation observed in COVID-19" betitelt [übersetzt: „SARS-CoV-2-mRNA-Impfung erregt eine potente adaptive Immunantwort bei Abwesenheit IFN-vermittelter Entzündungen, wie sie bei Covid-19 beobachtet werden"]. Diese Überschrift hinterlässt den Eindruck, die SARS-CoV-2-„Impfung" wirke, ohne schädliche Entzündungen anzurichten, wie sie bei der Covid-19-Infektion vorkommen. Die eigentliche Aussage der gesamten Arbeit könnte aber auch sein, dass die für die Abwehr viraler Infektionen und von Krebserkrankungen wichtige Interferon- und Effektorzellantwort durch die Impfung nicht ausgelöst wird und es nur zur Antikörperbildung gegen das Spikeprotein (humorale Antwort) kommt (Ivanova et al. 2021).

In einer Verträglichkeitsstudie mit elf gesunden Probanden wurde eine reduzierte IFN-1-Antwort insbesondere in monozytären Zellen als eine (von zahlreichen) pathophysiologischen immunologischen Nebenwirkungen eines auf einem inaktivierten SARS-CoV-2-Virus beruhenden Corona-„Impfstoffs" berichtet. Bei den verwendeten Sinopharm/Vero-Cell SARS-CoV-2-Vakzinen handelt es sich also weder um die Vektor- noch um die modRNS-Corona-„Impfungen", die in Deutschland verwendet wurden, jedoch wurden auch diese chinesischen Corona-„Impfungen" an den Schleimhautbarrieren vorbei in den Deltamuskeln gespritzt. Die Autoren schrieben von „dramatischen Veränderungen der Geneexpression in allen Immunzellen" nach der Corona-„Impfung" und davon, dass Corona-

„Impfungen" zwar eine Generierung von neutralisierenden Antikörpern induzierten, aber das menschliche Immunsystem, inklusive Lymphozyten und Monozyten, danach vielleicht in einem verwundbareren Zustand sei (Liu et al. 2021).

Aufgrund der Vielseitigkeit und Komplexität des IFN-1-Systems (dazu zählen zurzeit 17 verschiedene bislang bekannte IFN-1-Subtypen, wieder mit Unterfamilien, wie IFN-α- und IFN-βFamilien) sind die denkbaren Mechanismen der Störung und Unterdrückung des IFN1 -Systems und damit der angeborenen Immunantwort ebenfalls sehr komplex und unüberschaubar und jenseits dessen, was wir in diesen Betrachtungen abdecken können. Wir halten aber fest, dass bei einer Unterdrückung der IFN1-abhängigen Signalkaskaden mit einer Immunschwäche insbesondere gegenüber viralen Infektionen inklusive SARS-CoV-2 und einer geschwächten Krebsabwehr zu rechnen ist (Seneff, Nigh, et al. 2022).

Überexpression eines Immunzelltodrezeptors nach Corona-„Impfungen"

Kurz nach der Corona-„Impfung" werden Makrophagen, dendritische Zellen und Granulozyten in den programmierten Zelltod getrieben. Diese Zellen sind die „Kampftruppen und Polizeieinheiten" des angeborenen Immunsystems für die Sofortantwort gegen das Eindringen von Fremdantigenen und Fremdorganismen (z.B. Viren).

Das den programmierten Zelltod einleitende Rezeptorprotein PD-1 („programmed cell death protein 1, CD279") findet sich auf T-Zellen und reifen B-Zellen. Die auf Makrophagen, dendritischen Zellen und Granulozyten exprimierten Bindungspartner PD-L1 („programmed cell death ligand 1") werden zwei Tage nach Corona-„Impfung" im Vergleich zu gesunden Kontrollen hochgradig überexprimiert. Wir können davon ausgehen, dass diese PD-L1 Expression zum Untergang der betroffenen Makrophagen und Granulozyten führt (Loacker et al. 2023).

Die immunsuppressiv wirkende PD-L1 Überexpression ist wahrscheinlich eine Reaktion auf die massive Immunstimulation durch das

Spikeprotein und der damit einhergehenden aggressiven Autoimmunität. Leider wird durch die PD-L1 Überexpression auch die Immunantwort auf Tumorzellen geschwächt und somit Krebserkrankungen Vorschub geleistet (Han, Liu, and Li 2020). Dass dieser Effekt realistisch zu befürchten ist, sieht man daran, dass PD-L1 als Marker für einen schlechten Verlauf einer Krebserkrankung gilt und Antikörper zur Blockade von PD-1 und PD-L1 therapeutisch eingesetzt werden, um deren tumorabwehrschwächende Wirkung zu neutralisieren.

Spike-Überreizung und Immundesensibilisierung mit dauerhafter Schwäche

Nach mehreren das Spikeprotein induzierenden Corona-„Impfungen" kommt es zu Toleranz oder Desensibilisierung des Immunsystems aufgrund der ständigen spikebedingten Überreizung. Der Wissenschaftsjournalist Dr. Peter F. Mayer vergleicht dieses Phänomen mit einem Imker, der gegen Bienengift unempfindlich wird (Mayer 2022b). Ähnlich reagiert das durch Spikeproteine überreizte menschliche Immunsystem nicht mehr auf Coronaviren, möglicherweise auch nicht mehr adäquat auf andere Viren. Dies würde eine dauerhaft erhöhte Anfälligkeit für virale Infekte implizieren. Ein Anzeichen für eine solche dauerbelastungsbedingte Immundesensibilisierung ist das Auftreten von IgG4-Antikörpern ab der zweiten Corona-„Impfung", verstärkt durch weitere Corona-„Impfungen" oder Coronainfektionen (Irrgang et al. 2022).

Solche IgG4-Antikörper haben eine verringerte Fähigkeit, die Phagozytose durch Makrophagen zu erleichtern und das Komplementsystem zu aktivieren.

Die Hoffnung besteht, dass dieser „Switch" zu IgG4 neben der Immunschwäche auch zu einer „Autoimmunschwäche", also einer Abmilderung der nach Corona-„Impfung" auftretenden Autoimmunreaktionen führt. Allerdings ist die Makrophagenaktivierung durch Immunglobuline bei Autoimmunschädigungsabläufen wohl nicht von derselben Bedeutung wie bei der Fremdabwehr. Interessanterweise stellt sich der „Switch" zu einem erhöhten IgG4-Antikörperanteil nur nach modRNS-„Impfstoffen", nicht jedoch nach Impfung mit Vektorimpfstoffen ein.

Hemmung der zytotoxischen T-Zellen schwächt insbesondere die Virenabwehr

Bei der mechanistischen Erforschung des IgG4-Switches gibt es auch beunruhigende Nebenbefunde: eine mögliche Hemmung der für die Virenabwehr essenziellen zytotoxischen Zellen (CD8-Lymphozyten) durch Th-1 Helferzellen. Früher wurden diese zytotoxischen Zellen auch T-Killerzellen genannt. Um sie von den natürlichen Killerzellen zu unterscheiden, haben wir sie als Medizinstudenten in Anspielung auf feuchtfröhliche Zusammenkünfte in der Heidelberger Altstadt mit alkohol-toxischen Nebenwirkungen „Tequila-Zellen" genannt.

Der Botenstoff Interleukin 10 (Il10) ist am IgG4-Switch beteiligt und wird verstärkt von Th1-Helferzellen ausgeschüttet (Mitchell et al. 2017). Il10 ist aber auch ein wichtiges Instrument der Th1-Helferzellen, um besagte zytotoxische Zellen im Zaum zu halten. Diese Killerzellen sind aber eine wichtige Komponente der antiviralen Immunantwort, da sie virenbefallene Zellen abtöten („killen"). Wenn diese Funktion gehemmt ist, können sich Viren uneingeschränkt vermehren (Mayer 2022b).

Umprogrammierung des angeborenen Immunsystems durch Corona-„Impfungen"

Für die Erkennung von fremden Antigenen, z.B. fremdem Viren, sind nicht nur die Zellen des Immunsystems ausgestattet. Auch normale Körperzellen haben Mustererkennungsrezeptoren, sogenannte „Toll-Like Rezeptoren" (TLR). Werden diese aktiviert, alarmiert die Körperzelle die Fresszellen des angeborenen Immunsystems (Makrophagen, dendritische Zellen, neutrophile Granulozyten).

Wir haben schon weiter oben erwähnt, dass die modRNA der Corona-„Impfungen" durch Methyl-Pseudouridin-Methylierung so konzipiert wurde, dass sie vom TLR-System nicht als fremd erkannt wird und die „Impf"-modRNA so den Fresszellen des angeborenen Immunsystems entgeht (Kariko et al. 2005; Andries et al. 2015).

Eine deutsch-holländische Zusammenarbeit von Wissenschaftlern untersuchte die Wirkungen der modRNA-„Impfungen" auf das Immunsystem und kam zu dem Schluss, dass diese sowohl das angeborene (Fremderkennung und Fresszellsystem) als auch das adaptive Immunsystem (spezifische Antikörper und Immunzellen) umprogrammieren (Föhse et al. 2021). Die Reaktion der Immunzellen des angeborenen Immunsystems auf TLR-Alarm wurde durch die Corona-„Impfungen" geschwächt. Gleichzeitig bindet das Spikeprotein selbst an TLR4-Rezeptoren und führt zu einer destruktiven entzündlichen Reaktion (Zhao et al. 2021).

Im Klartext: Die Corona-modRNA-„Impfungen" führen zu einer Schwächung des angeborenen Immunsystems. Eine Immunschwäche, die durch ein Vakzin verursacht wurde und zu klinischen Symptomen führt, könnte man „Vaccine Acquired Immunodeficiency Syndrome (VAIDS)" nennen.

Existiert das „Vaccine Acquired Immunodeficiency Syndrome VAIDS"?

Der niedergelassene Internist Freisleben hat in seiner Praxis eine starke Zunahme von Herpes und Gürtelrose festgestellt. Bei einer Untersuchung des Immunsystems von 300 seiner „geimpften" Patienten hat er bei etwa 98% eine Reduktion der T8-Lymphozyten (zytotoxische Zellen, T-Killerzellen) und eine Verschiebung der Th1/Th2-Balance in Richtung einer Th2-Dominanz, wie man es von Allergien und Überreaktionen kennt, festgestellt. Zudem hat er bei seinen Untersuchungen auch eine Aktivierung des Mastzellsystems beobachtet. Mastzellen schütten den Entzündungsstoff Histamin aus, den wir von allergischen Reaktionen kennen (https://www.youtube.com/watch?v=k6NZIrrfiHY) (Freisleben 2022).

Die Pathologen Burkhardt und Lang fanden Mastzellen teils intravaskulär, teils interstitiell mit Degranulation im Herzmuskelgewebe von mit Corona-„impf"bedingter Myokarditis Verstorbenen, aber auch in

Biopsiepräparaten aus dem Bronchus eines „Impf"geschädigten sowie in Hautbiopsaten bei Corona-„impf"bedingter generalisierter Vaskulitis.

Bei SARS-CoV-2-Infektionen fand sich eine Th1/Th2-Balance-Verschiebung in Richtung Th2-Dominanz bei Patienten mit schwereren Verläufen und schlechterer Prognose (Aleebrahim-Dehkordi et al. 2022). Die bei einer solchen Konstellation relativ geschwächten Th1-Helferzellen sind für eine Immunantwort auf intrazelluläre Fremdantigene wichtig, z.B. bei viralen Infektionen, aber auch bei entarteten Zellen (Krebs). Entsprechend ist eine Verschiebung der Th1/Th2-Balance zu Ungunsten der Th1-Helferzellen auch ein Merkmal von Krebserkrankungen (Zhao et al. 2019).

Es kommt also vakzinbedingt zu einer Immunsuppression mit gestörter T-Zellantwort und Unterdrückung der angeborenen Immunität. Wie man diese Immunschwäche nennt, ist also eher eine taxonomische Angelegenheit. Der Begriff „Vaccine Acquired Immunodeficiency Syndrome (VAIDS)" ist zumindest nicht unzutreffend.

Kann es zur Schädigung des Thymus kommen ?

Der Thymus ist bei Kindern und Heranwachsenden ein für die Entwicklung des Immunsystems, insbesondere zur T-Zellreifung, wichtiges Organ. Bei Erwachsenen ist der Thymus weitgehend zurückgebildet jedoch lassen sich noch Thymusepithelzellen für Forschungszwecke gewinnen. In Thymusepithelzellen von mit schweren SARS-CoV-2 Infektionen Verstorbenen konnten ACE2 Rezeptoren sowie des Spike Protein nachgewiesen werden. Die Einschränkungen der Thymusfunktion korrelierte mit der Schwere des Krankheitsverlaufs. Sollte die Thymusschädigung durch das Spike Protein verursacht worden sein, ist zu befürchten, dass auch die Corona-„Impfungen" zur Beeinträchtigung der Thymusfunktion führen (Rosichini et al. 2023).

V. Erhöhtes Coronainfektionsrisiko für „Geimpfte"

Die vollmundigen Versprechungen zur Wirksamkeit der Corona-„Impfungen" sind alle nach und nach von der Realität als unwahr überführt worden: Weder schützen die Corona-„Impfungen" vor einer Infektion (Selbstschutz), noch vor der Weitergabe des Virus an andere (Fremdschutz). Auch der Schutz vor schweren Verläufen einer Infektion oder vor der Überlastung der Krankenhäuser erwies sich als leeres Versprechen. Inzwischen kann auch als gesichert gelten, dass die natürliche Immunität nach stattgehabter Coronainfektion der durch eine Corona-„Impfung" erzeugten Immunität überlegen ist (Chemaitelly et al. 2022).

Corona-„Impfungen" bieten nicht nur keinen nennenswerten Schutz vor Infektionen, sondern scheinen sogar zu einem erhöhten Coronainfektionsrisiko zu führen. In einem Artikel mit der Überschrift „Covid aus der Spritze" vergleicht der Autor in der Schweizer Wochenzeitschrift „Weltwoche" Coronainzidenzdaten der deutschen Bundeswehr (Durchimpfung nahe 100% aufgrund der sogenannten Duldungspflicht angeordneter medizinischer Maßnahmen durch Soldaten) mit denen der deutschen Gesamtbevölkerung (65-83% „grundimmunisiert", also zwei Mal corona-„geimpft"; die 3. und 4. Corona-„Impfung" haben sich in der Gesamtbevölkerung nur 62%, bzw. 13% verabreichen lassen). Bundeswehrangehörige sind trotz ihrer fast hundertprozentigen Durchimpfung häufiger coronainfiziert als die deutsche Gesamtbevölkerung (auch öfter als die 15- bis 59-Jährigen der deutschen Gesamtbevölkerung).

Man könnte nun versuchen, dies auf die intensiveren Kontaktmuster bei Bundeswehrangehörigen in Kasernen zu schieben, jedoch unterscheiden sich diese heutzutage auch nicht so sehr von Kontaktmustern an anderen Arbeitsplätzen. Darauf, dass die Impfungen das Coronainfektionsrisiko erhöhen, weisen auch die bei den Soldaten immer kürzer werdenden Abstände zwischen Corona-„Impfung" und Corona(neu)infektion nach der ersten, zweiten, dritten und vierten Corona-„Impfung" hin (Gut 2022).

Mechanismen der Coronainfektionsrisikoerhöhung durch Corona-„Impfungen"

Wie die Corona-„Impfungen" das Coronainfektionsrisiko erhöhen, ist noch nicht ganz verstanden, aber wahrscheinlich geschieht dies durch ein Zusammenspiel mehrerer Phänomene:

1) **Immunsuppression**: Die spikebedingte Unterdrückung der angeborenen Immunität führt zu einer allgemeinen Anfälligkeitserhöhung für virale Infektionen auch durch das SARS-CoV-2-Virus.

2) **Antikörperabhängige Verstärkung** (Antibody Dependant Enhancement, ADE): Das „impf"induzierte Spikeprotein führt zwar zu Bildung großer Mengen Anti-Spike-IgG-Antikörper, diese sind aber „nichtneutralisierend", also nicht in der Lage, eindringende SARS-CoV-2-Viren unschädlich zu machen. Stattdessen nehmen Sie die SARS-CoV-2-Viren „bei der Hand" und erleichtern ihnen das Eindringen in Immunzellen oder verstärken die entzündliche Immunantwort (Eroshenko et al. 2020; Sanchez-Zuno et al. 2021). ADE kommt also durch zwei Mechanismen zustande:
   - Verstärkung des Infektionsgeschehens durch antikörperabhängige Viruseinschleusung in die Zellen.
   - Verstärkung der entzündlichen Immunantwort durch antikörperabhängige Immunkomplexbildung, welche die Ausschüttung inflammatorischer Zytokine, insbesondere in den Atemwegsgeweben, induzieren.

Inzwischen gibt es auch klinisch-serologische Arbeiten zum ADE-Phänomen von SARS-CoV-2, die zeigen, dass ADE nicht nur das virale Eindringen in Immunzellen, sondern auch in andere Körperzellen, z.B. in respiratorische Epithelzellen begünstigt (Okuya et al. 2022; Shimizu et al. 2022). Zudem kann ADE auch durch autoinflammatorische Prozesse zu klinischen Symptomen führen, wenn die Bildung von Komplexen nicht-neutralisierender Antikörper mit viralen Antigenen die Ausschüttung inflammatorischer Zytokine induziert, bis hin zu einem schockartig verlaufenden Zytokinsturm (Lee et al. 2020). Das Binden von Antikörpern an die Fc-

Rezeptoren von Mastzellen führt zu deren Degranulation mit Histaminfreisetzung, ähnlich wie man es von allergischen Reaktionen kennt (Malone and Redshaw 2021; Ricke et al. 2020; Ricke 2021).

Die Auslösung schwerer Lungenschäden bei SARS-Infektion durch vorbestehende „impf"induzierte IgG-Antikörper konnte tierexperimentell an Rhesusaffen gezeigt werden (Liu et al. 2019). Mathematische Modellierungen, die belegen sollen, dass das ADE-Phänomen doch nicht so schlimm sei, scheinen da wenig beruhigend (Boldova et al. 2022). Das ADE-Phänomen persistiert auch bei neu aufkommenden Virusvarianten wie Delta und Omikron und kann sich sogar verstärken (Yahi, Chahinian, and Fantini 2021).

3) **Antigene Ursünde:** Antikörper gegen die Originalvariante oder „impf"induzierte Antikörper (Hoskins et al. 1973) unterdrücken die Bildung von Antikörpern gegen eine ähnliche, aber neue Variante („Wir haben ja schon Antikörper, also warum die Mühe machen, neue zu entwickeln") (Roncati and Palmieri 2020). Inzwischen gibt es experimentelle Arbeiten, welche die Relevanz auch für SARS-Co-V-2 aufzeigen (Brown and Essigmann 2021; Noori, Nejadghaderi, and Rezaei 2022; Petras and Kralova Lesna 2022). Ob das Phänomen der Antigenen Ursünde nur auf den humoralen Teil (Antikörperbildung) beschränkt ist, erscheint uns fraglich. Möglicherweise wird auch die für die Virenabwehr wichtige zelluläre Immunantwort nicht voll mobilisiert, wenn eine neue Virusvariante mit bereits durch die Corona-„Impfungen" bekannten Antigenen aufwartet.

Bei Neuinfektionen mit einer neuen Variante gibt aber nicht nur die geringere Schutzwirkung der beim „Ursündenkontakt" gebildeten Antikörper und die folglich geringere Bildung von tatsächlich angepassten Antikörpern aufgrund der Antigenen Ursünde Anlass zur Sorge. Neben den gegen neue Varianten kreuzreagierenden Antikörpern können auch schnell gebildete, nicht neutralisierende Antikörper zu einer Verstärkung des Infektionsgeschehens beitragen oder aber Immunkomplexe bilden, die zu einer

Ausschüttung inflammatorischer Zytokine führen. Das wäre dann ein ADE infolge der Antigenen Ursünde (Fierz and Walz 2020). Die Antigene Ursünde kann natürlich auch durch eine Corona-„Impfung" ausgelöst worden sein.

4) **ACE2-Dezimierung** reduziert die protektive Wirkung der ACE2-Signalkaskade („Achse des Guten") gegenüber schweren Verläufen von Erkältungsviren. Für SARS (das SARS-Virus von 2002/03) wurde schon gezeigt, dass ACE2-Rezeptoren vor schweren Lungenschäden schützen (Kuba et al. 2005). Auch gegenüber RSV und H5N1 konnte eine protektive Funktion für ACE2 gezeigt werden (Imai et al. 2005; Zou et al. 2014).

5) **Spike-Überreizung und Immundesensibilisierung mit dauerhafter Schwäche.** Spikeproduktionsinduzierende Corona-„Impfungen" führen zu einer überwältigenden Exposition gegenüber dem Spikeprotein, da transfizierte Zellen mit jeder erneuten Corona-„Impfung" zur Produktion des Spikeproteins in rauen Mengen angeregt werden. Forscher der Universität Erlangen konnten zeigen, dass es bei Mehrfach-Corona-„Impfungen" zu einer zunehmenden Umstellung der Antikörperproduktion mit vermehrter Produktion sogenannter IgG4-Antikörper kommt. Diese IgG4-Antikörper erfüllen im Gegensatz zu anderen Antikörperuntertypen nur unzureichend Funktionen der antikörperabhängigen Phagozytoseaktivierung. Zudem kommt es zu einer Störung der Th1-Helferzellen, die zu einer zu starken Dämpfung der T-Killerzellaktivitäten gegenüber virusbefallenen Zellen führt. Dies impliziert eine dauerhaft erhöhte Anfälligkeit für SARS-Co-V-2, aber auch für andere virale Infekte (Irrgang et al. 2022).

6) **Falsch positive Covid-19-Diagnosen.** Alle in Deutschland verwendeten Corona-„Impfungen" beruhen auf der Spikeproteinproduktionsinduktion. Da ist es zu erwarten, dass diese „impf"induzierten Spikeproteine bei Testungen mit einem Coronaantigen-Schnelltest, der auf dem Nachweis des Spikeproteins beruht, auch zu positiven Testungen führen können, selbst wenn keine echte SARS-CoV-2-Infektion stattfand. Nach Angaben des Paul-Ehrlich Instituts beruhen jedoch alle in Deutschland eingesetzten Antigen-Schnellteste auf dem Nachweis des Nukleokapsids (Ehrlich 2022). Wenn

dies der Fall ist, sind falsch positive Covid-19-Diagnosen bei mit spikeinduzierenden Substanzen Corona-„Geimpften" tatsächlich nicht häufiger zu erwarten als bei „Ungeimpften". Wenn bei einer PCR-Untersuchung Primer für die Spikesequenzen verwendet werden und keine weiteren, nicht durch Corona-„Impfungen" induzierte SARS-Cov-2-Bestandteile amplifiziert werden, sind auch falsch positive PCR-Testungen nach Corona-„Impfung" zu erwarten.

Die durch die Corona-„Impfungen" induzierte Antikörperbildung gegen das Spikeprotein ist leider nicht von lange Dauer, sondern verblasst schon drei bis zehn Wochen nach der zweiten Corona-„Impfung" (Shrotri et al. 2021). Die Corona-„Impfungen" wurden für die Wuhan-Variante entwickelt. Neue Virusvarianten wie Delta und Omikron entziehen sich durch Mutationen ihres Spikeproteins („escape-mutations") den durch die Corona-„Impfung" induzierten Antikörpern. Bei der Delta-Variante hatten Corona-„impf"induzierte neutralisierende („schützende") Antikörper eine geringere Affinität, während die für ADE verantwortlichen nicht-neutralisierenden („schadenden") Antikörper eine höhere Affinität hatten (Yahi, Chahinian, and Fantini 2021).

Immunpathologieverstärkung bei Wildvirusexposition nach Corona-„Impfung"

Leider ist das SARS-CoV-2 Virus reich an Epitopen, die Ähnlichkeiten mit humanen Proteinen haben. Bei einer erneuten Exposition gegenüber einem solchen Epitop, z.B. durch SARS-CoV-2-Wildvirusinfektion nach Corona-„Impfung" oder durch Corona-„Impfung" nach SARS-CoV-2-Wildvirusinfektion kann es zu Immunpathologieverstärkungsphänomenen kommen. Corona-„Impfung" und SARS-CoV-2-Wildvirusinfektion können also zu einer wechselseitigen Eskalation einer Autoimmunkrankheit führen (Lyons-Weiler 2020; Perlman and Dandekar 2005).

Nukleokapsidbasierte, aber nicht auf dem Spikeprotein basierende SARS-Impfungen führten schon 2006 im Tierexperiment an Mäusen zu einer verstärkten Immunpathologie mit eosinophilen Lungeninfiltraten und erhöhter Morbidität und Mortalität bei geimpften Tieren, die dem SARS-Wildvirus ausgesetzt wurden (Deming et al. 2006).

Die Tatsache, dass das Autoimmunpathologieverstärkungsphänomen in dieser Arbeit nur für nukleokapsidbasierte, aber nicht spikeproteinbasierte SARS-Impfung nachgewiesen wurde, ist noch kein Grund, spikebasierte Corona-„Impfungen" als unbedenklich zu sehen. Hinsichtlich potentieller Autoimmunschäden sind die 2021 und 2022 in Deutschland verimpften spikebasierten Corona-„Impfstoffe" leider sehr bedenklich. Und auch für eine Immunpathologieverstärkung bei Konfrontation mit einem SARS-Wildvirus gab es schon in der Vergangenheit Hinweise aus Tierversuchen. Frettchen, die mit Spikeprotein exprimierenden Vektorviren gegen SARS geimpft wurden, entwickelten nach SARS-Virusexposition schwere periportale und panlobuläre mononukleäre Leberentzündungen mit perivaskulären mononukleären Infiltraten (Weingartl et al. 2004).

Tierexperimente an Mäusen, Affen und Frettchen mit verschiedenen Corona-Impfstoffen (attentuierte Virusimpfstoffe, aber auch Spikeprotein produzierende Vektorvirusähnliche-Partikel-Impfstoffe) führten zu Th2-Typ immunpathologiebedingten Lungenentzündungen mit eosinophilen Infiltraten bei SARS-Wildvirusexposition. Die Th2-Typ-Immunpathologien in dieser Studienreihe wurden von den Autoren eindeutig als spikebedingt bezeichnet und dies ausdrücklich mit Verweis auf die Deming-Studie, in der die Gewebeschäden nur bei nukleokapsid- und nicht bei spikebasierten Impfungen berichtet wurden (Tseng et al. 2012). Der Arzt Erich von Freisleben hat bei seinen an Corona-„Impf"folgen leidenden Patienten auch eine Verschiebung der Th1/Th2-Balance in Richtung einer Th2-Dominanz beobachtet (Freisleben 2022).

Erhöhte Mortalität durch Corona-„Impfungen" im Vergleich zu „Ungeimpften"

In einer großen retrospektiven Analyse der Daten von etwa 13 Millionen Menschen in England ergaben sich für Corona-„Geimpfte" im Vergleich zu „Ungeimpften" schon nach etwa zwei Monaten negative „Impf"effektivitäten hinsichtlich Tod durch Covid-19; also ein erhöhtes Risiko an Coronainfektionen zu versterben für Corona-„Geimpfte" im Vergleich zu „Ungeimpften".

Zudem wurden alle Corona-Todesereignisse (auch die in der Gruppe der Geimpften) in den ersten 14 Tagen nach Corona-„Impfung" den „Ungeimpften" zugeordnet. Somit stellt sich die Frage, ob die Corona-Todesrisikoerhöhung durch Corona-„Impfung" tatsächlich erst nach etwa zwei Monaten einsetzt oder auch schon unmittelbar nach der Corona-„Impfung" besteht. Eine Betrachtung aller Todesfälle (auch der nicht an Corona Verstorbenen) wurde leider nicht durchgeführt (Kerr et al. 2022).

Immerhin werden in England Daten in einer Qualität erhoben, die es erlaubt, die Gesamtmortalität zwischen Corona-„Geimpften" und „Ungeimpften" altersstandardisiert zu vergleichen (Munro et al. 2022). Um diese Daten zu verwerten ist jedoch noch ein erheblicher Analyseaufwand nötig. Diesen hat der Investigativwissenschaftler Florian Schilling getan und die Ergebnisse in einer Präsentation aufgearbeitet (Schilling 2022). Hierbei zeigte sich eine deutlich erhöhte Gesamtmortalität von Corona-„Geimpften" im Vergleich zu „Ungeimpften".

VI. Autoimmunreaktionen als Corona-„Impf"folge

Wie oben ausgeführt, brachten die Corona-„Impfungen" nicht den erhofften Schutz vor Coronainfektionen, ja können sogar zu einer Erhöhung des Infektionsrisikos führen.

Leider bergen die Corona-„Impfungen" zudem noch ein Risiko für Autoimmunreaktionen. Eine Autoimmunreaktion ist eine Reaktion des körpereigenen Immunsystems gegen körpereigenes Gewebe („auto": griechisch „selbst"). Bekannte Autoimmunkrankheiten sind Rheumatoide Arthritis, Morbus Crohn, Colitis ulcerosa, Diabetes Typ 1, Multiple Sklerose, Lichen, Lupus erythematodes, Sjögren-Syndrom, Sklerodermie, Morbus Basedow, Hashimoto-Thyroiditis, um nur einige zu nennen.

Manchmal finden sich auch Gliederungen von Autoimmunkrankheiten, bei denen sich die Gruppenbenennung an den von der Autoimmunaggression betroffenen Geweben orientiert. Die Kollagenosen sind demnach eine Gruppe von Autoimmunkrankheiten, denen Immunreaktionen gegen das häufigste Eiweiß im menschlichen Körper, dem Kollagen, gemein sind. Zu den Kollagenosen gehören z.B. der Lupus erythematodes, das Sjögren-Syndrom und die Sklerodermie.

Rheumatische Erkrankungen bezeichnen eine sehr heterogene Gruppe von Autoimmunkrankheiten mit autoimmun bedingten Entzündungen von Gelenken, aber auch von inneren Organen. Hierzu wird z.B. die Rheumatoide Arthritis gezählt, aber auch die gerade erwähnten Kollagenosen.

Autoimmunreaktionen nach Corona-„Impfungen"

Nach Coronainfektionen, aber insbesondere nach Corona-„Impfungen" kann es zu Autoimmunkrankheiten kommen (Halpert and Shoenfeld 2020; Kanduc and Shoenfeld 2020; Chen et al. 2022). Hinsichtlich der Entstehungsmechanismen spielt wohl auch hier das Spikeprotein eine große Rolle.

1)   **Molekulare-„Spike"-Mimikry:** Durch Ähnlichkeit von Strukturelementen des Spikeproteins mit körpereigenen Strukturelementen kommt es zu „Kreuzreaktionen" mit Angriffen auf körpereigene Gewebe durch Antikörper oder Immunzellen, die gegen Epitope des Spikeproteins gebildet wurden (molekulare Mimikry) (Kanduc and Shoenfeld 2020).

2)   **Spikeinduzierte Zertrümmerung körpereigener Zellen und Erfassung der Trümmer als Immunziel:** Das Spikeprotein auf der Oberfläche von Körperzellen markiert diese für das Immunsystem, welches die Zelle zerstört und in ihre Einzelteile zerlegt. Diese Einzelteile werden abgeräumt und dabei werden die „Trümmer" durch das Immunsystem abgetastet. In der Folge entstehen Antikörper und Immunzellen, die gegen Trümmerteile eigener Zellen gerichtet sind.

3)   Bei dem von den Autoren als **„Antibody Dependant Auto Attack (ADAA)"** bezeichneten Geschehen binden eigentlich gegen das Spikeprotein gerichtete Antikörper an vulnerable Wirtszellen und Gewebe wie z.B. geschädigte Lungenenpithelien, aber auch und insbesondere fetale Zellen. Die Bindung der Anti-Spike-IgGs induziert einen Selbstangriff des Immunsystems auf die entsprechenden Gewebe. ADAA durch gegen das Spikeprotein gerichtete Antikörper konnte in virusfreien Mausmodellen demonstriert werden (Wang, Chen, et al. 2021).

1) Autoimmunkrankheiten durch molekulare „Spike"-Mimikry

Das durch die Corona-„Impfungen" in großen Mengen im Körper anfallende Spikeprotein hat auch zahlreiche Oberflächenstrukturen, die vom Immunsystem mit körpereigenen Strukturen „verwechselt" werden können (Molekulare Mimikry) (Nunez-Castilla et al. 2022). Dadurch bilden sich Antikörper und Immunzellen, die gegen das Spikeprotein gerichtet sind, aber auch gegen körpereigene Strukturen reagieren.

Antikörper gegen das SARS-CoV-2-Spikeprotein wurden hinsichtlich Ihrer ELISA-Reaktion mit körpereigenen Geweben untersucht. Die stärksten Reaktionen wurden mit Transglutaminase 3 (tTG3), Transglutaminase 2 (tTG2), ENA, dem Myelin-Basischen Protein (MBP), Mitochondrien, dem nuklearen Antigen (NA), Alpha-Myosin, Thyroid Peroxidase (TPO), Kollagen, Claudin 5+6 und S100B gefunden (Vojdani and Kharrazian 2020).

Tabelle 1 listet körpereigene, mit dem Spikeprotein kreuzreagierende Antigene zusammen mit bereits bekannten Autoimmunerkrankungen, bei denen diese Antigene Ziel der Autoimmunattacken werden.

Körpereigenes Autoimmunkrankheitszielantigen	Bekannte Autoimmunkrankheiten mit entsprechendem Zielantigen
Transglutaminase 3	Zöliakie
Myelin-Basisches Protein	Multiple Sklerose, Autismus
Mitochondrien	Autoimmunhepatitis, Lupus, Myokarditis
Nukleares Antigen	Sjögren-Syndrom, Mischkollagenosen, Lupus
Extranukleares Antigen	Sklerodermie, Lupus
α-Myosin	Kardiomyopathien, Myokarditis, Chagas-Krankheit, Kawasaki-Syndrom, Rheumatisches Fieber
Thyroid Peroxidase (TPO)	Hashimoto-Thyreoiditis
Kollagen	Kollagenosen
Claudin 5+6 („Tight junction proteins", Cl. 5 wichtig für Blut-Hirn-Schranke, Cl.6 Epithelbarrieren und Gewebsentwicklung	
S100 B	Epilepsie, Multiple Sklerose, Parkinson
GAD (Nachweis von GAD-65-Antikörpern)	Typ I Diabetes
G-Protein-gekoppelte Rezeptoren	Autoimmun-„Long-Covid" (Wallukat et al. 2021)

Dieselbe Gruppe publizierte eine ausführlichere Arbeit, in der die Kreuzreaktionsstärke des Spikeproteins mit zahlreichen Körperantigenen gemessen wurden. Die (gemäß optischer Dichtemessung) stärkste Immunreaktion humaner Anti-SARS-CoV-2-Spike-Antikörper wurde mit dem Neurofilamentprotein (NFP) gemessen, gefolgt von starken Reaktionen mit M2, GAD-65 und dem nuklearen Antigen (NA). Moderate Immunreaktionen der Anti-SARS-CoV-2-Spike-Antikörper wurden mit TPO und Lebermikrosomen gemessen.

Tabelle 2 gibt Einzelinformationen über die Antigene, für die eine sehr starke, starke oder moderate Immunreaktion mit dem Spikeprotein gemessen wurde. Für 19 weitere Antigene fanden sich schwache Immunreaktionen mit den Anti-SARS-CoV-2-Spike-Antikörpern (diese sind nicht in Tabelle 2 aufgeführt).

Tabelle 2 Menschliche Gewebsstrukturen, die mit monoklonalen Anti-SARS-CoV-2-Spike-Antikörpern sehr stark, stark oder moderat reagierten (Vojdani and Kharrazian 2020; Vojdani, Vojdani, and Kharrazian 2020)

Menschliche Gewebsstrukturen	Erklärungen
Neurofilamentprotein (NFP)	NFP bilden das „Skelett" der Nervenzellen und werden entsprechend als Proteinpolymere im Zytoplasma von Nervenzellen gefunden, denen sie Struktur geben
M2-Mitochondrien-Antigen	Autoantikörper gegen mitochondriale Antigene finden sich bei vielen Autoimmunkrankheiten, wobei Anti-M2 Antikörper in der Diagnostik einen besonderen Stellenwert haben, insbesondere als Leitantikörper zur Diagnostik der primär-billiären Zirrhose. Mitochondrien sind die „Kraftwerke" der Zellen. Wenn diese geschädigt werden, kommt es zur „Energieknappheit" in den Zellen mit entsprechenden Zellfunktionseinschränkungen
GAD-65	GAD-Glutamat-Decarboxylase ist ein wichtiges Enzym im Gehirn und baut das neurotoxische Glutamat zu GABA ab
Nukleares Antigen (NA)	NA ist ein wichtiges Antigen des Zellkerns. Entsprechend richten sich Antikörper gegen NA gegen alle möglichen Körperzellen und gelten als Allgemeinmarker für generalisierte Autoimmunerkrankungen
Lebermikrosomen	Enthalten viele Entgiftungsenzyme unter anderem für Arzneimittel. Antikörper gegen Lebermikrosomen lassen an Autoimmunhepatitiden denken, aber auch an eine autoimmunbedingte Entgiftungsstörung
TPO-Thyreoperoxidase	Schlüsselenzym der Schilddrüse. Antikörper gegen TPO finden sich bei Autoimmunthyreoiditis und bei Hashimoto

Tabelle 3 zeigt autoimmunkrankheitsrelevante Antikörper, die nach Covid-19-Infektionen oder Corona-„Impfungen" gefunden wurden, bzw. deren Diagnostik Bestandteil einer Basisuntersuchung bei Verdacht auf Post-Corona-„Impf"bedingte Autoimmunkrankheiten sein kann (Schilling 2021).

Tabelle 3: Autoimmunologisch wirksame Antikörper, deren Diagnostik bei Verdacht auf post-corona-„impf"bedingte Autoimmunkrankheiten sinnvoll erscheint (Schilling 2021)

Autoimmunantikörper	Bekannte Autoimmunkrankheiten mit Antikörpern
Antiphospholipid-Antikörper	Thrombophilie mit Organinfarktneigung und Abortneigung in der Schwangerschaft
ANA (antinukleäre Antikörper)	Finden sich bei vielen Autoimmunkrankheiten wie den Kollagenosen, Vaskulitiden, Rheumatoider Arthritis oder Autoimmunhepatitis.
ANCA (antineutrophile cytoplasmatische Antikörper)	Findet sich typischerweise bei Vaskulitiden (c-ANCA bei Wegener Granulomatose mit Polyangiitis, p-ANCA bei Polyangiitis, primär sklerosierender Cholangitis und Glomerulonephitis). Können sich symptomatisch durch pulmonale Blutungen, Gefäßschäden, Neuropathien, aber auch langanhaltende Nasennebenhöhlenentzündungen äußern
GAD-AK (Glutamatdecarboxylase-Antikörper)	Lassen sich als Inselzellantikörper bei 70-90% der Fälle von Typ-I-Diabetes nachweisen
Transglutaminase-AK	Zöliakie (Transglutaminase befindet sich im Endomysium der glatten Muskulatur)
TPO-AK (Thyroid-Peroxidase-Antikörper)	Autoimmunthyreopathien
GPCR (G-Protein-gekoppelte (coupled) Rezeptor-Antikörper)	Autoimmun-„Long-Covid" (Wallukat et al. 2021)
CCP-Antikörper (cyklisches citrulliniertes Peptid-Antikörper)	Rheumatoide Arthritis (starke Korrelation mit dem Krankheitsgeschehen)

2) Spikeinduzierte Zertrümmerung körpereigener Zellen und Erfassung der Körperzelltrümmer als Immunziel

Das nach Corona-„Impfung" in Massen produzierte Spikeprotein markiert Körperzellen für das Immunsystem. Diese markierten Zellen werden dann abgeräumt und in ihre Bestandteile zerlegt. Diese Bestandteile ehemals körpereigener Zellen dienen dann dem Immunsystem als „Designvorlage" für neue Antikörper. Diese Antikörper sind demnach direkt gegen Epitope körpereigener Zellen gerichtet.

Autoimmunkrankheiten nach Corona-„Impfungen" können also auch durch Autoantikörper entstehen, die gar nicht gegen Spikeprotein-Epitope gerichtet sind.

Kurzum: Corona-„Impfungen" induzieren das Immunsystem, körpereigene Strukturen anzugreifen, einerseits aufgrund (1) molekularer Mimikry zwischen Spike- und körpereigenen Epitopen und andererseits aufgrund (2) spikeinduzierter Zellzerstörung mit „Autoimmunisierung" von Trümmerteilen.

3) Antikörperabhängige (dependente) Autoimmunattacke (ADAA)

„Antibody Dependant Auto Attack" (ADAA) bezeichnet ein Geschehen, bei dem eigentlich gegen das Spikeprotein gerichtete Antikörper an vulnerable Wirtszellen und Gewebe binden und einen Autoimmunangriff auf die entsprechenden Gewebe auslösen (Wang, Chen, et al. 2021). Für die Pathogenese von Corona-„Impf"schäden ist festzuhalten, dass ADAA zu solch schweren Krankheitsmanifestationen wie ARDS (Acute Respiratory Distress Syndrome), Zytokinsturm und Tod führen kann. Organentzündungen durch ADAA wurden für die Nieren, das Gehirn und das Herz festgestellt. Die Antikörper banden auch allgemein an entzündetes Gewebe und Krebsgewebe.

Besonders bemerkenswert erscheint die Wirkung des spikeinduzierten neutralisierenden IgG-Antikörpers REGN10987 auf Mäuseembryonen. Im Tierversuch wurde dieser Anti-Spike-IgG ins Peritoneum trächtiger Mäuseweibchen injiziert. Die Nachkommen dieser Mäuse wiesen schwere Gesundheitsschäden wie Herzblutungen, Gehirnentzündungen und akute Nierentubulusschäden auf; viele kamen tot zur Welt (Wang, Chen, et al. 2021).

Enterotoxin-B-Superantigen-analoge Sequenz auf dem Spikeprotein – Entwarnung?

Oberhalb der Furinschnittstelle des Spikeproteins, an der das Spikeprotein in die S1- und S2-Untereinheit getrennt wird, findet sich eine Sequenz, die sehr starke Antigenähnlichkeit und Ähnlichkeit mit der Sequenz des Staphylokokken-Superantigens Enterotoxin B (SEB) hat (Cheng et al. 2021). SEB ist das toxische Agens, das bei der staphylokokkenbedingten Lebensmittelvergiftung zu heftigem Brechdurchfall führt, aber auch zum durch Tampon-Staphylokokkeninfektion bedingten toxischen Schocksyndrom führen kann. Daneben spielt es als Superantigen eine Rolle bei allergisch-atopischen Krankheiten wie der atopischen Dermatitis, Asthma und Nasenpolypen (Fries and Varshney 2013).

Hinsichtlich der befürchteten Superantigen-Wirkung der SEB-ähnlichen Sequenz des Spikeproteins wurde inzwischen in einer Publikation mit dem Titel „SARS-CoV-2 Spike Does Not Possess Intrinsic Superantigen-like Inflammatory Activity" [SARS-CoV-2-Spike besitzt keine intrinsische superantigenähnliche entzündliche Aktivität] Entwarnung gegeben (Amormino et al. 2022).

Immunhepatitiden: Leber-Gallengangsentzündungen nach Corona-„Impfungen"

Zu den Immunleberentzündungen zählen die Autoimmunhepatitis (AIH) selbst, die primäre sklerosierende Cholangitis (PSC) und die primäre biliäre Cholangitis (PBC). Inzwischen häufen sich die Berichte über autoimmunbedingte Leberentzündungen nach Corona-„Impfungen" (Efe et al. 2022; Shroff et al. 2022).

Die Mechanismen werden in einer Übersichtsarbeit mit Fallberichten von 27 Autoimmunleberentzündungen nach Corona-„Impfung" diskutiert. Neben molekularer Mimikry und Kreuzreaktionen von Lebergewebe mit Spike-Epitopen, Antikörperbildung gegen Leberepitope, und Hepatitiden, die von zytotoxischen T-Zellen getrieben werden (Boettler et al. 2022), wird auch die mögliche pathogenetische Rolle von Adjuvantien und der Lipidnanopartikel (die jedoch nicht bei allen der Lebererkrankung vorrausgehenden Corona-„Impfungen" beteiligt sind) bei Leberentzündungen nach Corona-„Impfungen" in Betracht gezogen (Zheng et al. 2022).

Gastrointestinale Nebenwirkungen nach Corona-„Impfungen"

Asservate des Magen-Darm-Traktes werden bei Obduktionen eher selten entnommen und gelangen entsprechen auch nicht oft in die Zweitbegutachtungen der Pathologen Burkhardt und Lang. Allerdings wissen wir von uns bekannten persönlichen Fällen mit erheblichen bis zur Darmresektion führenden Beschwerden, die nach Corona-„Impfung" aufgetreten sind.

Appendizitiden und Periappendiziditen – Blinddarmentzündungen – wurden schon früh als gehäuft nach Corona-„Impfungen" auftretend erkannt und als in Nebenwirkungsdatenbanken sichtbares Sicherheitssignal identifiziert (Mitchell and Yue 2021). Auch Mesenterialinfarkte nach Corona-„Impfungen" manifestierten sich recht früh in der globalen „Impf"kampagne und hatten für die Betroffenen oftmals schwerwiegende Folgen (Gaudio and Gaudio 2021). Entzündliche Darmerkrankungen im Sinne von Divertikultis oder massiv entzündlichen Erscheinungen mit dem Bild septisch-hämorrhagisch verlaufender Darmentzündungen werden auch berichtet (Ajmera et al. 2022).

Der Fall einer Frau, die nach Corona-„Impfung" eine hämorrhagisch-septische Kolitis mit hochgradigem Verdacht einer vaskulitischen Genese hatte, ist uns bekannt.

Schnittpräparate eines Teils des Darmes, der operativ entfernt wurde, werden von den Pathologen Burkhardt und Lang gerade nachuntersucht. Hierbei sei betont, dass die Formulierung „mit hochgradigem Verdacht einer vaskulitischen Genese" von einem anderen pathologischen Institut stammt. Lymphozytäre Entzündungen der Gefäßwände (Vaskulitiden) finden sich bei fast allen nach Corona-„Impfung" Verstorbenen, deren Schnittpräparate Burkhardt und Lang zu Gesicht bekommen haben. Der immunhistochemische Nachweis des Spikeproteins in den entzündlichen Arealen stützt die Feststellung, dass es sich bei den Entzündungen um Corona-„Impf"folgen handelt.

Abschließend sei auf die Autoimmungenese chronisch entzündlicher Darmerkrankungen wie Colitis ulcerosa und Morbus Crohn verwiesen. Trotz der recht starken Sucheinschränkungen finden sich in Medizinischen Fachliteraturdatenbanken auch zu chronisch entzündlichen Darmerkrankungen Berichte über ein Aufflammen dieser Krankheiten nach Corona-„Impfungen" (Ak et al. 2022; Wang, Hsieh, et al. 2021).

Spike Proteine stören das Darm-Mikrobiom

In einer Fall Kontrollstudie, in der 28 SARS-Cov-2 Patienten mit 20 Kontrollen verglichen wurden fand sich eine geringere Biodiversität des Darm Mikrobioms bei den SARS-Cov-2 Infizierten. Ob diese geringere Darmbiodiversität Prädispositionsfaktor für oder Folge der SARS-Cov-2 Infektion war ließ sich natürlich anhand dieser Daten noch nicht sagen. Allerdings war bei den SARS-Cov-2 Infizierten die schwere der Krankheit mit einer geringeren Vielfalt des Darmmikrobioms gemessen durch den sogenannten „Shannon Index" assoziiert. Insbesondere die allgemein als gesund geltenden Bifidobakterien waren stark reduziert, während die Bacteroides Bakterien vermehr waren (Hazan 2022; Hazan, Stollman, et al. 2022). Dies passt zu einer türkischen Studie, die Besserungen schwerer

Coronainfektionsverläufe nach Gabe von probiotischen Bifidobakterien beobachtete (Bozkurt and Bilen 2021).

Eine Untersuchung des Mikrobioms von Menschen vor und einen Monat nach Corona-Impfung mit Spike Produktion induzierenden modRNS-„Impfstoffen" zeigte eine Reduktion der für eine gesunde Darmflora wichtigen Bifidobakterien (Hazan, Sonya, et al. 2022).

Nierenentzündungen nach Corona-„Impfungen"

In der Niere haben die Pathologen Burkhardt und Lang bei nach Corona-„Impfung" Verstorbenen bislang wenig spektakuläre Befunde erhoben. Ein Nierenbiopsat ist bislang noch nicht bei uns eingegangen.

Dennoch gibt es zahlreiche Berichte von Fällen biopsiebelegter Nierenentzündungen nach Corona-„Impfungen". Berichtet werden Nephritiden, bei denen sich das interstitielle Bindegewebe der Nieren entzündet, und Glomerulonephritiden, bei denen sich insbesondere die Glomeruli entzünden (Glomeruli sind die Filterkörperchen der Niere, in denen die mit dem Harn auszuscheidenden Blutbestandteile aus dem Blut gefiltert werden) (Fenoglio et al. 2022). Die in dieser Arbeit zahlreich zitierten Fallberichte deuten an, dass Nierenerkrankungen nach Corona-„Impfungen" keine Seltenheit sind.

VII. Amyloidogene oder prionenartige Eigenschaften der SARS-CoV-2-Spikeproteine

Amyloid ist ein Sammelbegriff für vom Körper produzierte, zu Ablagerungs- und Plaquebildung neigende Proteinfragmente. In der Literatur scheinen sich der Amyloid- und der Prionenbegriff immer mehr anzunähern. So ist eine Arbeit, welche die Fibrillenbildungsneigung von SARS-CoV-2-Spikeproteinen nach Proteolyse durch neutrophile Elastase beschreibt, mit der Überschrift „Amyloidogenesis of SARS-Co-V-2 Spike Proteins" überschrieben (Amyloidogenese von SARS-Co-V-2-Spikeproteinen). Einer der beiden Autoren zitiert eine seiner früheren Arbeiten mit der Überschrift „The Bloody Path of Amyloids and Prions" im Kontext der bei Amyloidose entstehenden zerebralen Amyloid-Angiopathien (Gefäßkrankheiten) und amyloidbedingten Gerinnungsstörungen (Nystrom and Hammarstrom 2022). Eine klare Unterscheidung der beiden Ober- und Sammelbegriffe Prionen und Amyloide erscheint uns weder notwendig noch zielführend zu sein. Die Frage Amyloide oder Prionen überlassen wir gerne anderen (Sabate et al. 2015).

Tendenziell werden Prionen eher mit neurodegenerativen Krankheiten, also dem Gehirn, assoziiert, während Amyloide weniger organspezifisch gesehen werden und sich durch die systemischen Proteinablagerungserkrankungen – den Amyloidosen – in den medizinischen Lehrbüchern festgesetzt haben. Für unsere Betrachtungen werden wir auf eine strenge Unterscheidung zwischen amyloidartig und prionenartig verzichten und die Worte eher entsprechend „gefühlter" Unterschiede verwenden.

Amyloidartige Ablagerungen in Gefäßwänden nach Corona-„Impfungen"

Den Pathologen Burkhardt und Lang begegnen bei der mikroskopischen Begutachtung von Schnittpräparaten von nach Corona-„Impfung" Verstorbenen immer wieder „amyloidartige" Ablagerungen, wobei sich

Burkhardt und Lang auch nicht immer einig sind, ob der Begriff amyloidartig der richtige ist. Amyloid bezeichnet eine heterogene, nicht eindeutig definierte Gruppe von körpereigenen Protein-Polysacharid-Komplexen. Oftmals wird eine Beta-Faltblatt-Sekundärstruktur als amyloiddefinierendes Merkmal genannt, und in klassischen pathologischen Betrachtungen wird die Anfärbbarkeit mit bestimmten Farbstoffen, insbesondere dem Kongorotfarbstoff, für den Nachweis von Amyloid eingefordert. Um der Uneindeutigkeit der Amyloiddefinition, aber auch der potenziellen neuartigen Substanzerscheinungsformen bei nach Corona-„Impfung" Verstorbenen gerecht zu werden, soll im Folgenden von „amyloidartig" die Rede sein. Man könnte auch von „funktionellem Amyloid" sprechen, um anzudeuten, dass der pathophysiologische Schaden der Einlagerungen ähnlich gelagert sein dürfte wie der bei den als „Amyloidosen" bezeichneten Einlagerungskrankheiten, ohne dabei zu behaupten, dass die eingelagerten Materialien biochemisch gleich beschaffen sind.

Die Beta-Faltblatt Sekundärstruktur, die sich bei den Amyloiden findet, ist die Struktur, die als Fehlfaltungsmerkmal von Prionenproteinen gilt, wobei die Fehlfaltung eines Proteins durch ein bereits fehlgefaltetes Protein induziert wird. Wenn man sich mit amyloidartigen Erscheinungsformen beschäftigt, kann es also sinnvoll sein, auch mit dem Begriff „prionenartig" zu arbeiten.

PrP steht für Prionenprotein, das hochgestellte ^{C} in PrP^{C} signalisiert, dass das Prionenprotein in der normalen, **c**ellulären Faltung vorliegt, während das hochgestellte ^{Sc} in PrP^{Sc} signalisiert, dass das Prionenprotein in der bei Schafen auftretenden neurodegenerativen Krankheit **Sc**rapie zu findenden pathologisch-infektiösen Faltung vorliegt.

Die bei nach Corona-"impfungen" Verstorbenen auftretenden „amyloidartigen" Ablagerungen finden Burkhardt und Lang vor allem in den Gefäßwänden, auch in den Gefäßen des Gehirns. Neuropathologen mit Arbeitsschwerpunkt neurodegenerative Erkrankungen hätten vielleicht häufiger den Begriff „prionenartig" gewählt, selbst wenn es um Ablagerungen in Gefäßen außerhalb des zentralen Nervensystems geht.

Im Blut sind Thrombozyten das Hauptreservoir für Prionenproteine und in von Thrombozyten abgeknospeten Exosomen finden sich reichlich Prionen. Diese Prionenproteine sind zunächst einmal nicht per se pathologisch, sondern Teil unserer pyhsiologischen Körperfunktionen. Allerdings ist das Risiko, dass sich pathologisch fehlgefaltete Prionen bilden, größer, wenn reichlich Prionenprotein vorhanden ist (Robertson et al. 2006). Für das Nervensystem scheinen Prionen in ihrer physiologischen Funktion neuroprotektiv zu wirken (Zhang, Yin, et al. 2021). Die reichliche Anwesenheit der Prionen in den Thrombozyten suggeriert des Weiteren physiologische Funktionen von Prionenproteinen bei der Gerinnung.

Das Spikeprotein kann mit Fibrin anomale oder atypische „Amyloid-Fibrin-Gerinnsel" bilden, die von den das Phänomen beschreibenden Autoren „Finbrinaloide" genannt wurden (Kell, Laubscher, and Pretorius 2022). Bei der Zugabe des Spikeproteins zu Vollblut bilden sich amyloidartige Fibrinthromben. Diese amyloidartigen Gerinnsel sind auch insofern atypisch, da sie nicht oder kaum löslich sind (Grobbelaar et al. 2022).

In Computersimulationen bindet die Spike-Rezeptorbindungsstelle mit zur Aggregation neigenden Heparinbindeproteinen wie Amyloid-β, dem Tau Protein, α-Synuclein und TDP-43. Diese zur Aggregatbildung neigenden Proteine sind uns von neurodegenerativen Erkrankungen wie der Alzheimer-Demenz (Amyloid-β, Tau Protein), der Parkinson-Krankheit (α-Synuclein) und der amyotrophen Lateralsklerose (TDP-43) bekannt (Idrees and Kumar 2021).

Anzeichen für neurodegenerative Erkrankungen durch Spikeprotein

Recht kurz vor seinem Tod im Februar 2022 war der französische Medizinnobelpreisträger Luc Montagnier an einer Publikation beteiligt, die 26 Fälle der Creutzfeld-Jacob-Krankheit (CJK) kurz nach Corona-„Impfungen" darstellte. Angesichts der extremen Seltenheit dieser Erkrankung ist dies durchaus bemerkenswert, obgleich die Publikationsumstände etwas chaotisch erscheinen. So erfolgte die Publikation auf der Plattform „Researchgate", wo sie jedoch nach 132.000 Sichtungen verschwand, um dann als

Word-Datei auf einer anderen „Pre- und Reprint" Plattform aufzutauchen (Perez, Moret-Chalmin, and Montagnier 2022). Bei der Medizinpublikations-Plattform „PUBMED" der amerikanischen „National Library of Information" ist die Publikation (Stand November 2022, erneuter Versuch im April 2023) nicht zu finden.

Luc Montagnier SARS-CoV-2 und HIV

Montagnier erhielt den Nobelpreis für seine Arbeiten zum Humanen Immundefizienz Virus (HIV) und auch bei den Betrachtungen des SARS-CoV-2-Virus wurde er immer wieder an HIV erinnert.

Eigentlich wollte ich an dieser Stelle einen Artikel zu Montagniers diesbezüglichen Äußerungen zitieren, aber bei meinen Internetrecherchen mit den Begriffen „Montagnier, HIV, SARS-CoV-2" finde ich nur Artikel, die betonen, dass Montagnier nichts zu SARS-CoV-2 und HIV gesagt habe und in der PUBMED-Datenbank werde ich, ohne irgendwelche Artikel angezeigt zu bekommen, auf die „COVID-19 Ressourcenseiten" verwiesen.

Die S2-Untereinheit des Spikeproteins, die für die Membranfusion von SARS-CoV-2 mit der Körperzelle bedeutsam ist, hat zumindest starke Ähnlichkeiten mit gp41, einem HIV-1-Protein mit ähnlicher Funktion (Wu Zhang and Leng Yap 2004). Im Prionenkontext sei hier angemerkt, dass bei HIV-Patienten mit kognitiven Einschränkungen mehr Prionenproteine (PrP) im Liquor gefunden werden als bei HIV-Patienten ohne kognitive Einschränkungen. Auch ist HIV in der Lage, ins zentrale Nervensystem einzudringen und dort Entzündungen hervorzurufen (Megra, Eugenin, and Berman 2017).

CD14(+) und CD16(+) Monozyten sind an der der Neuroinvasion des HI-Virus beteiligt und bilden im ZNS ein Langzeitreservoir für HIV (Calderon et al. 2017). Bemerkenswerterweise stellen „nicht klassische" CD16+ und CD14Lo-Monozyten auch ein Langzeitreservoir für das nach Corona-„Impfungen" produzierte Spikeprotein dar, zumindest wurden Spike-S1-Untereinheiten bei Patienten mit „Long Covid" bis zu 15 Monate nach

Infektion in nicht-klassischen Monozyten massenspektrometrisch nachgewiesen (Patterson et al. 2021).

Die Injektion der S1-Untereinheit des Spikeproteins in das Gehirn von Ratten induzierte bei diesen eine Neuroinflammation mit Mikroglia-Aktivierung und Verhaltensdefiziten. Mechanistisch erfolgt diese Entzündung im Gehirn über TLR4-Bindung und daraus resultierender TNF-α Freisetzung (Frank et al. 2022).

Prionen

Prionen sind Proteine, die durch Fehlfaltung zu Funktionsstörungen führen. Diese Fehlfaltung wird von Prionenprotein zu Prionenprotein durch Fehlfaltungsinduktion weitergegeben (Prusiner 1982). Das sogenannte Glyzinreißverschlussmotiv (GxxxG) ist ein typisches Verbindungsmotiv für Alpha-Helices in Transmembranproteinen (Prusiner 1982) und auch bei Prionenproteinen von Bedeutung. Prionenproteine werden toxisch, wenn sich Alpha-Helices zu β-Sheets fehlfalten und die fehlgefalteten Proteine mit ihrer veränderten räumlichen Struktur nicht mehr ordentlich in die Zellmembran eindringen können (Seneff and Nigh 2021). PrP steht für Prionenprotein, das hochgestellte [c] signalisiert, dass das PrP in der normalen, **c**ellulären Faltung vorliegt, während das hochgestellte [Sc] signalisiert, dass das PrP in der bei der neurodegenerativen Schaf-Krankheit **Sc**rapie zu findenden pathologischen β-Sheet-Faltung vorliegt.

PrP : Prionenprotein

PrP[C] : Prionenprotein in normaler **c**ellulärer Alpha-Helix-Faltung

PrP[Sc]: Prionenprotein-**Sc**rapie; pathologische β-Sheet-Faltung

Bei Entdeckung der Prionenkrankheiten wurden schon bald Ablagerungen fehlgefalteter Prionen im Gehirngewebe pathohistologisch nachgewiesen. Deshalb dachte man zunächst, dass die Symptome durch Schadwirkungen dieser Ablagerungen verursacht wurden. Inzwischen hat sich das Bild der Pathogenese von Prionenkrankheiten erweitert, insbesondere ist der Blick auch auf die Schadwirkung durch Verlust der physiologischen Prionenproteinfunktion gefallen: PrP[C] hat neuroprotektive Wirkungen und schützt Neuronen vor stressinduzierter Apoptose, z.B. nach einem Schlaganfall (Onodera et al. 2020; Zhang, Yin, et al. 2021). PrP^C ist aber auch an der physiologischen Signalübertragung und an der Ausprägung des zellulären Immunsystems, insbesondere der CD4-T-Lymphozyten in der Milz beteiligt (Mouillet-Richard et al. 2000; Mouillet-Richard et al. 2005; Mouillet-Richard et al. 2007; Zhang, Yin, et al. 2021). Auch in der Entwicklung des Nervensystems spielt PrP^C eine Rolle und außerhalb des Nervensystems sind PrP^C an der Hämatopoese, also der ständig im menschlichen Körper stattfindenden Blutneubildung, beteiligt (Steele et al. 2006; Zhang et al. 2006). Möglicherweise sind neurodegenerative Schäden bei Prionenkrankheiten stärker durch die fehlende pyhsiologische Wirkung der PrP^C bedingt als durch die Ablagerungen der fehlgefalteten PrP^{Sc}.

Creutzfeld-Jacob-Krankheitsfälle nach Corona-„Impfungen"

Die Publikation der 26 Fälle der Creutzfeld-Jacob-Krankheit (CJK) nach Corona-„Impfungen" (Perez, Moret-Chalmin and Montagnier 2022) muss eine der letzten wissenschaftlichen Publikationen des französischen Medizinnobelpreisträgers Luc Montagnier vor seinem Tod gewesen sein. Molekularbiologische und bioinformatische Betrachtungen des Spikeproteins lassen eine Risikoerhöhung für CJK durch die Spikeproteinproduktion induzierende Corona-„Impfungen" plausibel erscheinen.

Beta-Amyloid und Alzheimer – α-Synuclein und Parkinson

Die eher seltene CJK war die erste menschliche neurodegenerative Erkrankung, bei der die Bedeutung der Prionen für die Pathogenese erkannt wurde. Allerdings wurde bald darauf klar, dass prioneninduzierte Proteinfehlfaltungen auch der sehr häufigen Parkinson-Krankheit und der Alzheimer-Demenz zugrunde liegen.

Bei der Alzheimer-Demenz finden sich fehlgefaltete Beta-Amyloid-Proteine, die Beta-Amyloid-Plaques oder Alzheimer-Plaques bilden. Bei der

Parkinson-Krankheit akkumulieren α-Synuclein-Proteine und bilden die sogenannten Lewy-Körperchen (Ugalde et al. 2016).

Prionogene bzw. amyloidogene Merkmale des Spikeproteins

Kommen wir zurück zu den amyloidogenen (prionogenen) Eigenschaften von SARS-Co-V-2-Spikeproteinen, wie sie in einer experimentellen Arbeit untersucht wurden (Nystrom and Hammarstrom 2022): Nach 24-stündiger Inkubation des SARS-CoV-2-Spikeproteins mit neutrophiler Elastase dominierte ein bestimmtes Element des Spikeproteins, Spike 194-213 (FKNIDGYFKI), den Ansatz. Dieses Segment entspricht einer maximal amyloidogenischen Sequenz. Neutrophile Elastase wird in Entzündungsreaktionen gebildet. Die Schlussfolgerung, dass die amyloidogene (prionogene) Wirkung des Spikeproteins in entzündlichem Milieu induziert wird, ist naheliegend.

Spikeproteine interagieren mit α-Synuclein (Parkinson) und bilden Lewy-Körperchen

In Zellkulturen induziert das Spikeprotein die Expression von α-Synuclein, welches wir von der Parkinson-Krankheit kennen. Zudem induziert das Spikeprotein in Gegenwart von α-Synuclein die Bildung von Lewy-Körperchen, also die pathognomonischen Ablagerungen der Parkinson-Krankheit (Wu et al. 2022).

Bindung dreier Proteine: Spike S1, ACE2 und A-β-$_{1\text{-}42}$ (Teil des Alzheimer-Aβ Proteins)

Aβ-$_{1\text{-}42}$ ist eine Untereinheit des Aβ-Proteins, das an der bei der Alzheimer-Demenz auftretenden Prionenbildung beteiligt ist. In einer Reihe von ELISA-in-vitro-Experimenten und Tierversuchen mit immunhistochemischen Nachweisen wurde die Bindung von Aβ-$_{1\text{-}42}$ an das Spikeprotein aller drei Virusvarianten gezeigt. Die Bindung erfolgte an die S1-Untereinheit, also den Teil des Spikeproteins, dessen Rezeptorbindungsdomäne (RBD) eine prionenartige Domäne (Tetz and Tetz 2022) enthält und an den ACE2-Rezeptor der Wirtszellen bindet, um die Virusandockung zu ermöglichen (Hsu et al. 2021).

Bemerkenswerterweise konnten Bindungen des Aβ$_{1-42}$ an S1 und an ACE2 gezeigt werden. Kurzum: Die S1 Untereinheit des Spikeproteins, dessen Wirtszellrezeptor ACE2 (welcher für die Zellhomöostase physiologisch wichtig ist) und der aus den ersten 42 Aminosäuren bestehende Proteinteil des Alzheimer-Proteins Amyloid-β haben hohe Affinitäten zueinander und können Komplexe bilden (Hsu et al. 2021).

Prionenartige Domänen im Spikeprotein

Nach einer Arbeit über prionenartige Proteine in Bakteriophagen 2017 und einer Arbeit über prionenartige Proteine in eukaryotischen Viren hatte das Vater-Sohn-Gespann Tetz & Tetz hervorragende Vorraussetzungen, um prionenartige Domänen in Proteinen zu identifizieren (Tetz and Tetz 2018). In ihrer neusten Publikation wandten sie sich dem Spikeprotein von SARS-Co-V-2 zu und fanden eine prionenartige Domäne in der Rezeptorbindungsdomäne (RBD) der S1-Untereinheit, also der Region, die an den ACE2-Rezeptor der Wirtszelloberfläche bindet und diesen zerstört. Im ursprünglichen SARS-Coronavirus (2002/2003) fand sich diese Domäne nicht. Die Aminosäuren Asparaginsäure (Q) und Glutamnisäure (N) waren angereichert – ein typisches Prionenmerkmal. Interessant ist auch der angestellte Vergleich dreier SARS-Co-V-2 Spike-S1-Varianten. Demnach hatte die Delta-Variante das höchste prionogene Potential, höher als das der Wuhan-Ursprungsvariante. Am niedrigsten war das prionogene Potential der Omikron-Variante (Tetz and Tetz 2022). Einen guten Überblick über die potentielle Rolle des Spikeprotein bei der Entstehung neurodegenerativer Erkrankungen gibt eine zu Beginn des Jahres 2023 erschienene Übersichtsarbeit (Seneff et al. 2023).

Spiketoxische Zell- und Gewebsalterungserscheinungen

Vergreiste Zellen („senescent cells") sind Apoptose resistente Zellen, die entzündlich destruktiv auf das Umgebungsgewebe wirken können. Experimentell konnte gezeigt werden, dass das Spikeprotein die Zellvergreisung induziert, die alternden Zellen durch Spikewirkung hyperinflammatorisch werden und andere Zellen bzw. das Umgebungsgewebe parakrin schädigen. Die Zellentzündungs- und Zellvergreisungseffekte konnten auch an alten Mäusen durch Infektion mit einem mit SARS-CoV-2 verwandten Maus-Beta-Coronavirus ausgelöst werden, wodurch die Mäuse starben (Tripathi et al. 2021; Camell et al. 2021).

Ein Corona-„impf"-modRNS transfizierte Zelle produziert Spikeproteine in rauen Mengen, was zu molekularen Überfüllungs- und Engezuständen führen kann („molecular crowding"). Der Zellstresszustand induziert die Produktion des eigentlich protektiven PrP. Allgemein konnte gezeigt werden, dass molekulare Überfüllung die Transformation von normalem PrP in das neurotoxische β-fehlgefaltete Oligomer induziert (Huang et al. 2010). Die Spike-Überproduktion kann also Idealbedingungen für die Bildung der gefährlichen PrP^{SC} hervorrufen. Diese PrP^{SC} können zusammen mit Spikeproteinen, modRNS und anderen Zellinhalten in Exosomen verpackt und an anderen Stellen im Körper freigesetzt werden. Transfizierte Immunzellen können die PrP^{SC} in die Milz tragen, von wo aus PrP^{SC} enthaltende Exosomen entlang der Bahnen des Vagusnervensystems ins zentrale Nervensystem gelangen können (Seneff, Kyriakopoulos, et al. 2022).

Alterungsprozesse machen sich jedoch nicht nur im zellulären Kompartment bemerkbar: Elastische Fasern sind extrazelluläre Gewebsstrukturen, die der extrazellulären Matrix der Gewebe Resilienz und Elastizität verleihen (Schmelzer and Duca 2022). Insbesondere in Gefäßwänden großer Gefäße, im Lungengewebe und der Haut sind elastische Fasern funktionell besonders bedeutsam. Sie bestehen aus einem Elastinkern, der von Fibrillen umgeben wird und sind sehr langzeitbeständig; menschliches Elastin hat eine Halbwertszeit von etwa 70 Jahren (Powell, Vine, and Crossman 1992; Shapiro et al. 1991). Gegenüber äußeren Einflüssen sind sie zwar sehr resilient und erfüllen Ihre Funktionen über Jahre, Jahrzehnte, Lebenszeiten. Allerdings akkumulieren Schäden und Einlagerungen der elastischen Fasern im Alterungsprozess über die Zeit, weshalb mit fortschreitendem Alter die Elastizität und Resilienz der entsprechenden Gewebsstrukturen nachlässt - bei der Altershaut für uns deutlich sichtbar.

Bei der Untersuchung von pathohistologischen Schnittpräparaten sind insbesondere die elastischen Fasern der Wände großer Gefäße dem Pathologenauge gut zugänglich. Zerstörte elastische Fasern können sogar maßgeblich am Todesgeschehen beteiligt gewesen sein, z.B. bei Aortenaneurysmen oder Gefäßwandrupturen. Die Pathologen Burkhardt und Lang beobachten bei nach Corona-„Impfungen" Verstorbenen immer wieder Zerstörungen der elastischen Fasern in den Wänden von Gefäßen, in einigen Fällen bei vorliegender Aortenruptur oder vorliegendem Aortenaneurysma.

Allerdings sind die Destruktionen nicht nur auf die großen Gefäßwände beschränkt, sondern finden sich auch in den Wänden kleiner Gefäße, z.B. den Arteriolen des Gehirns eines jungen Mannes, der etwa zwei Monate nach der zweiten und ein halbes Jahr nach der ersten Corona-„Impfung" mit pathohistologischen Zeichen einer schweren Myokarditis verstorben war. Die Schäden der elastischen Fasern nach Corona-„Impfung" finden sich also nicht nur bei alten Menschen, sondern auch bei jungen.

Zusammenfassend spricht also einiges dafür, dass das Spikeprotein zu alterungstypischen Schäden an Zellen und Gewebsstrukturen führt.

Spike-RNS-G-Quadruplexe und Prionenaktivität

RNS-Codons, die besonders ablese- und somit proteinproduktionseffizient sind, enthalten durchschnittlich mehr Guanin (G). G findet sich auch in Nukleotidsequenzen, die gerne besondere räumliche Strukturen, die G-Quadruplexe (G4) ausbilden, welche als Bestandteil zellulärer RNS wiederum eine wichtige Rolle bei der Fehlfaltungsinduktion des Prionenproteins PrP^C zu PrP^{Sc} spielen. Die PrP-mRNS selbst enthält mehrere G4-Quadruplex-Motive, und Bindungsinteraktionen zwischen dem PrP-Protein und seiner eigenen mRNS mit ihren G4-Motiven destabilisieren PrP^C

und können so die Fehlfaltung von PrP^C zu PrP^{Sc} induzieren (Olsthoorn 2014).

Offenbar spielen die G4-Quadruplexe eine induzierende Rolle bei verschiedenen neurodegenerativen Krankheiten, darunter Creutzfeld-Jakob-Krankheit, Parkinson-Krankheit und Alzheimer-Demenz (Wang, Thombre, et al. 2021).

Besonders viele prionogene G4-Quadruplexmotive in Corona-„Impf-Spikes"

Bemerkenswert sind die Prioneneigenschaften des SARS-Co-V-2-Spikeproteins auch angesichts der Tatsache, dass solche Prioneneigenschaften bei keinem anderen Coronavirusspike gefunden wurden (Tetz and Tetz 2022). Neben anderen prionentypischen Sequenzen wurden in der spikecodierenden mRNS-Sequenz des ursprünglichen SARS-CoV-2-Virus („Wuhan-Typ") vier potenzielle G4-Quadruplexmotive gefunden.

Bei der modRNS-Codon-Optimierung zur Erhöhung der Corona-„impf"bedingten Spikeproduktionseffizienz wurde der Anteil an Guanin (G) in den modRNS erhöht. Hierdurch erhöhte sich auch die Zahl der potenziellen G4-Quadruplexmotive auf neun im Comirnaty-Corona-„Impfstoff" (Pfizer) und 19 potenziellen G4-Quadruplexmotive im Moderna-Corona-„Impfstoff" (McKernan, Kyriakopoulos, and McCullough 2021). Obgleich noch nicht experimentell belegt, lässt die Zahl potenzieller G4-Motive vermuten, dass das Prionenpotenzial der Corona-„Impf"spikes größer ist, als das der natürlichen viralen Spikeproteine.

Amyloidogenische Prionenfunktionen auf Aminosäureebene des Spikeproteins

Die oben beschriebenen G4 (Guaniquadruplexmotive) finden sich auf RNS-Ebene. Vermutlich noch wichtiger bei der Prionenfehlfaltungsinduktion dürfte aber die Aminosäuresequenzebene der fertigen Proteine sein.

Bei neurodegenerativen Prionenkrankheiten spielen sogenannte Glycinreißverschlussmotive auf Aminosäuresequenzebene eine bedeutsame Rolle bei der Proteinfehlfaltung. Glycinreißverschlussmotive zeichnen sich durch zwei Glycin-Aminosäuren aus, die durch jeweils drei andere Aminosäuren getrennt sind – GxxxG. Das Prion des Rinderwahnsinns weist eine spektakulär lange Abfolge von zehn dieser GxxxG-Motive auf. GxxxG-Motive spielen auch eine wichtige Rolle bei der Fehlfaltung des Amyloid-β-Proteins, welche sich bei der Alzheimer-Demenz findet (Decock et al. 2016). Im Amyloid-β-Precursor-Protein finden sich vier GxxxG-Motive in einer Reihe, beim Spikeprotein von SARS-CoV-2 sind es fünf (Seneff and Nigh 2021).

Kurz zusammengefasst:

Bovines Protein (Rinderwahnsinn):   10 GxxxG Motive

Amyloid- β-Precursor-Protein (Alzheimer)   4 GxxxG Motive

Spikeprotein (Corona-„Impfung" und SARS-CoV-2):   5 GxxxG Motive

Das Spikeprotein enthält also prionenartige Domänen. SARS-CoV-2 ist das einzige Coronavirus, dessen Spikeprotein prionenartige Domänen in der Rezeptorbinderegion der S1-Untereinheit enthält, also der Region, die an den ACE2-Rezeptor der Körperzellen bindet. Obgleich das SARS-Virus des Ausbruchs von 2002/2003 genauso wie das SARS-CoV-2-Virus an den ACE2-Rezeptor binden, um in eine Zelle einzudringen, ist die Bindung der prionenartige Domänen enthaltenden SARS-CoV-2-Rezeptorbindungsregionen an den ACE2-Rezeptor etwa zwanzig Mal stärker. Für die Bindung scheint auch eine prionenartige Domänen im ACE2-Rezeptor in der spikebindenden Rezeptorregion des ACE2-Rezeptors wichtig zu sein (Tetz and Tetz 2022).

VIII. Gefäßverstopfungen – thrombembolische Symptome

Ein Thrombus ist ein intravasales Blutgerinnsel. Thromben bilden sich an Gefäßverletzungen und haben eigentlich die Funktion, die Läsionsstelle zu verschließen. Thromben können sich aber auch spontan ohne Gefäßverletzung bilden, z.B. bei einer gestörten erhöhten Gerinnungsneigung oder „dickflüssigem Blut" bei erhöhtem Erythrozytengehalt. Einen Thrombus, der durch das Blutgefäß im Blutstrom fortgetragen wird, bezeichnet man als Embolus. Solch ein Embolus kann zu Gefäßverschlüssen führen, wenn er in ein Gefäß gespült wird, dessen Durchmesser für eine Passage zu klein ist, oder wenn er an einer gefäßverengenden Ablagerung der Gefäßinnenwand (z.B. an einem Atherombeet oder einem entzündlichen Konglomerat) hängenbleibt.

Klassischerweise unterscheiden wir nach der Zusammensetzung folgende Thrombustypen:

- Gerinnungsthrombus (Roter Thrombus, blutreich)
- Abscheidungsthrombus (Weißer Thrombus, fibrinreich, schichtweise Fibrin und Thrombozytenaggregate, in denen sich Erythrozyten und Leukozyten verfangen haben)
- Plättchenthrombus (vorwiegend aus Thrombozyten bestehend)
- Fibrinthrombus (Thrombus, der nur aus Fibrin besteht, klassischerweise außerhalb des Blutgefäßes koagelbildend)

Wesentliche Bestandteile klassischer Thromben sind also Thrombozyten, Erythrozyten und Fibrin. Sie unterscheiden sich nur in der anteilmäßigen Zusammensetzung ihrer Bestandteile. In alten, lange bestehenden Thromben, können Verkalkungen auftreten.

Das Spikeprotein kann die Bildung solch klassischer Gerinnsel durch Thrombozytenaktivierung (Perico et al. 2022), aber auch durch Aktivierung der Gerinnungskaskade (Grobbelaar et al. 2021) induzieren.

Wir möchten einen weiteren Typ hinzufügen, den

* atypischen amyloidartigen Fibrinthrombus oder spikeinduzierte Thrombus

Der atypische amyloidartige Fibrinthrombus –spikeinduzierter Thrombus

Das SARS-CoV-2 Spikeprotein kann mit Fibrin anomale Amyloid-Fibrin-Gerinnsel bilden, sogenannte Finbrinaloide (Kell, Laubscher, and Pretorius 2022). Experimentell konnte die Bildung amyloidartiger Fibrinthromben durch Spikeproteinzugabe zu Vollblut induziert werden: Das Spikeprotein führte zu Thrombozytenüberaktivierung und Hyperkoagulation mit Ausbildung fibrinolyseresistenter – also nicht löslicher – atypischer amyloidartiger Gerinnsel (Grobbelaar et al. 2022).

Zudem gibt es eine Publikation, die aufzeigte, dass die S1-Untereinheit des Spikeproteins, der ACE2-Rezeptor und $A\beta_{1-42}$ Komplexe bilden ($A\beta_{1-42}$ ist der aus den ersten 42 Aminosäuren bestehende Proteinteil des Alzheimer-Proteins Amyloid-β) (Hsu et al. 2021). Bei den neurodegenerativen Corona-„Impf"folgen liegt die potenzielle pathogenetische Bedeutung dieser Komplexe auf der Hand. Ob diese auch eine Rolle bei der Bildung atypischer Thromben spielen können, ist noch nicht bekannt.

Kälteinduzierte Bildung geleeartiger Klumpen

Zahnärzte berichten, dass seit der „Impf"kampagne die Blutungen nach Zahnextraktionen verändert erscheinen. Ein uns bekannter Zahnarzt formulierte es so: „Nachdem ich den Zahn gezogen hatte, bildete sich nach zwei Minuten (also viel zu schnell) ein geleeartiger Klumpen – wie ein Gummibärchen. Den konnte ich dann mit der Pinzette aus der Alveole (Zahnfach) herausfischen." Dies deckt sich mit Beobachtungen an Serumproben Corona-„Geimpfter", die uns zugegangen sind. In diesen fanden sich auch immer wieder (in 10 bis 20% der Fälle) geleeartige „Clots" verschiedener Größe. (Wir haben hier absichtlich das englische Word „Clots" verwendet, da das deutsche Wort „Thromben" eine wichtige Rolle der Thrombozyten bei der Entstehung suggeriert. Die hier beschriebenen atypischen „Clots" können sich aber ohne nennenswerte Beteiligung von Thrombozyten bilden).

Auch berichten Bestatter und Pathologen (insbesondere in Ländern, in denen Einbalsamierungsflüssigkeit in die großen Gefäße eingebracht wird) von das Gefäßinnenlumen ausfüllenden geleeartig-glibberigen „Ausguss-Clots", die wohl beim Auskühlen des Leichnams nach dem Tod zustande kommen.

Thrombembolische Komplikationen nach Corona-„Impfungen"

Für die durch die Corona-„Impfungen" verursachte Mortalität und Morbidität sind Thrombembolische Komplikationen von besonderer Bedeutung. Die Zusammensetzung der atypischen Post-Corona-„Impf"-thromben oder „Clots" steckt noch voller Geheimnisse, aber möglicherweise sind auch hier neben klassischen Gerinnungsphänomenen Mechanismen und Phänomene beteiligt, die Parallelen zu den Aggregatbildungen bei neurodegenerativen Erkrankungen mit prionen- und amyloidartigen Proteinfehlfaltungen aufweisen. Pathomechanistisch plausibel erscheint die Bildung von (atypischen und typischen) Thromben an Stellen mit entzündeter Gefäßinnenwand und rheologisch zur Thrombenbildung neigendem Blut. Erinnert sei hier an die Virchow-Trias, welche Beteiligung von Endothelschäden, Thrombozytenaktivierung und rheologische Störungen bei der Thrombogenese postuliert (Ahmed, Zimba, and Gasparyan 2020).

Das traurige „Sudden Adult Death"- Syndrom (SAD-Syndrom)

Das massenhafte Auftreten kardialer Komplikationen, die auf Corona-„Impfungen" unmittelbar, bald oder nach langer Latenzzeit folgen, ist inzwischen nicht mehr zu leugnen (Fazlollahi et al. 2022). Zeitlich mit den Impfkampagnen ist das sogenannte „Sudden Adult Death Syndrom" (SAD) aufgetaucht, welches das plötzliche und unerwartete Versterben eines erwachsenen Menschen, bei dem man es anhand des Gesundheitszustandes wirklich nicht erwartet hätte, beschreibt. Die englische Abkürzung „SAD" bedeutet auf deutsch „traurig". Nomenklatorisch ist das das SAD an den schon lange in der Fachliteratur als „Sudden Infant Death (SID)" bezeichneten plötzlichen Kindstod angelehnt.

Der plötzliche Herztod kann bei inzwischen als Corona-„Impf"folge allgemein anerkannten Herzmuskelentzündungen (Schwab et al. 2022) durch massive Störung der Reizleitung im Herzmuskel mit Herzrhythmusstörungen bis zum Kammerflimmern und Herzstillstand auftreten. Auch Rechtsherzversagen bei einer spikeinduzierten fulminanten Lungenembolie liegen oder corona-„Impf"bedingte akute Gefäßverschlüsse an lebenswichtigen Stellen, wie z.B. in Herzkranzgefäßen können einem SAD-Ereignis zugrunde liegen

Corona-„Impf"-bedingte Herzinfarkte und Schlaganfälle

Neben Herzmuskelentzündungen werden auch Entzündungen der Herzkranzgefäßwände von den Pathologen Burkhardt und Lang immer wieder beobachtet. Nach Corona-„Impfungen" bestehen also erhöhte „Clot"-Neigung, Entzündungen in den Herzkranzgefäßen mit Gerinnselbildung fördernden Endothelschäden und ACE2 blockbedingte Innenwandpolsterbildungen. Die resultierende Verengung des Lumens einer betroffenen Herzkranzarterie kann zur zunehmenden Sauerstoffminderversorgung des Herzmuskels und zum klassischen klinischen Bild eines lebensgefährlichen Herzinfarktes durch Herzkranzgefäßverschluss und Sauerstoffminderversorgung des entsprechenden Herzmuskelareals führen.

Ein ähnliches Bild ergibt sich für Hirninfarkte, Schlaganfälle, Sinusvenenthrombosen (Kakovan et al. 2022) und auch Lungenembolien (Curcio et al. 2022). Wir können also davon ausgehen, dass wir es mit Entzündungen im Herz-Kreislaufsystem (Herzmuskelentzündungen, Entzündungen der Gefäßwände) und einer den ganzen Körper und nicht nur einzelne Organe betreffenden Thrombenbildungsneigung nach Corona-„Impfung" zu tun haben (Bilotta et al. 2021).

Erhöhte Blutungsneigung infolge erhöhter Koagulationsneigung

Eine erhöhte Koagulations- oder Thrombenbildungsneigung führt nicht nur zu akuten lokalen Durchblutungsstörungen durch Gefäßverschlüsse, sondern kann auch zu einer erhöhten Blutungsneigung beitragen. Die Extremvariante dieser Störung findet sich bei der disseminierten intravasalen Koagulation oder der Verbrauchskoagulopathie. Eine systemisch erhöhte Aktivierung der Blutgerinnung führt zu einem Verbrauch plasmatischer Gerinnungsfaktoren und von Thrombozyten und zu einer Erhöhung des Blutungsrisikos.

Die nach Corona-„Impfungen" beobachtete (Corona)-**v**akzininduzierte **i**mmun**t**hrombotische **T**hrombozytopenie (VITT), bei der es neben der erhöhten Blutungsneigung auch zu einer erhöhten Thromboseneigung kommt, werden wir uns gleich genauer ansehen (Kelton, Arnold, and Nazy 2021; Lee et al. 2021).

Mechanistisch gedacht ist auch eine Kombination aus Thrombus und lokaler „Sickerblutung" plausibel: Ein lokaler Thrombus verschließt ein Gefäß, verbraucht bei der Bildung Gerinnungsfaktoren und Thrombozyten und führt zu einer gleichzeitigen Erhöhung des Strömungswiderstandes. Das „verdünnte Blut" drückt gegen eine Verengung und sickert teilweise durch die Gefäßwände. Gefäßwandentzündungen mit Wanddefekten können lokal die Thrombenbildung induzieren. An der defekten Stelle kann es dann leicht zu einer Kombination von verschlussbedingter Minderdurchblutung und Sickerblutung durch die ohnehin durch den Defekt durchlässigeren Gefäßwände kommen. Wenn sich solch ein Ereignis im Gehirn manifestiert, kommt es zu einem Schlaganfall mit von der Lokalisation des Geschehens abhängigen zentralnervösen Ausfällen.

Corona-„impf"induzierte Hämophilie A

Die erhöhte Blutungsneigung nach Corona-„Impfung" ist aber wohl nicht nur auf eine Thrombozytenfunktionsstörung zurückzuführen. Möglicherweise wird auch das Zusammenspiel der plasmatischen Gerinnungsfaktoren gestört. Bei der Hämophilie A, der häufigsten Hämophilieform, liegt ein Mangel an Gerinnungsfaktor VIII vor. Von der angeborenen Hämophilie A sind Männer häufiger betroffen als Frauen, da diese x-chromosomal vererbt wird. Die Häufigkeit zuungunsten des männlichen Geschlechts beträgt etwa 1:5.000. Inzwischen häufen sich jedoch die Berichte über nach Corona-„Impfung" auftretende Fälle von Hämophilie A (Farley et al. 2021; Radwi and Farsi 2021; Murali et al. 2022; Ai Vuen et al. 2022; Lemoine et al. 2022). Ein Artikel, der darstellen möchte, dass aus statistischen Gründen mit Corona-„Impfungen" koinzidente Hämophilien zu erwarten sind, überzeugt nicht, zumal für jeden Fallbericht, der es in ein medizinisches Fachjournal schafft, zahlreiche Fälle unberichtet bleiben. Empfehlenswert in diesem Artikel ist die „Conflict of Interest" Erklärung der Autoren, die starke Abhängigkeiten von Pharmakonzernen zeigt, darunter die Corona-„Impfstoff"hersteller Pfizer und Janssen (Cittone et al. 2021).

Bekannte gerinnungsrelevante Autoimmunkrankheiten, die auch nach Covid-19 oder Corona-„Impfungen" auftreten

Obgleich die komplexen Autoimmunprozesse nach Covid-Infektionen oder nach „Impfungen" wohl einen Krankheitskomplex für sich darstellen, ist es zur Erschließung dieses Krankheitskomplexes nützlich, einen Blick auf gerinnungsrelevante Autoimmunkrankheiten und Autoimmunantikörper zu werfen, die auch nach Covid-19 oder spikeinduziert auftraten (Schilling 2021). Unter anderem sind hier neben der bereits beschriebenen Immunthrombozytopenie (ITP) das Kawasaki-Syndrom und die Antiphospholipid-Antikörper zu nennen (Ehrenfeld et al. 2020).

Autoimmunthrombozytopenie

Bei der Immunthrombozytopenie (ITP) attackiert das Immunsystem die zirkulierenden Blutplättchen (Thrombozyten). Hierdurch kommt es zu Gerinnungsstörungen mit erhöhter Blutungsneigung. ITP ist eine bereits vielfach beschriebene unerwünschte Nebenwirkung klassischer Impfungen wie jene gegen Masern, Mumps und Röteln (MMR), Hepatitis A,

Windpocken, Diphterie, Tetanus, Pertussis (DPT), der Polio-Schluckimpfung und der Influenzaimpfung (Perricone et al. 2014).

(Corona)-vakzininduzierte immunthrombotische Thrombozytopenie (Corona-VITT)

Als ein eher neues Phänomen ist das Thrombose-mit-Thrombozytopenie-Syndrom zu sehen, welches nach Corona-„Impfungen" auftreten kann. Hierbei kommt es neben der erhöhten Blutungsneigung auch zu einer erhöhten Thromboseneigung. Man kann hier auch von einer (Corona)-vakzininduzierten immunthrombotischen Thrombozytopenie (VITT) sprechen (Kelton, Arnold, and Nazy 2021). Die hier zitierte Publikation beschreibt das VITT-Syndrom im Kontext der adenovirusbasierten DNS-Vakzine, insbesondere von Astra Zeneca. Dies sollte nicht darüber hinwegtäuschen, dass auch die modRNS-„Impfungen" das VITT auslösen können (Lee et al. 2021).

Mechanistisch spielt wohl auch bei der Entstehung des VITT das Spikeprotein eine zentrale Rolle. Zumindest konnte experimentell gezeigt werden, dass die Rezeptorbindestelle des Spikeproteins und der Plättchenfaktor 4 (PF4) aneinanderbinden. Der Nachweis von Autoantikörpern gegen den PF4, welche die Thrombozyten aktivieren können, zeichnet die VITT aus (Mingot-Castellano et al. 2022). Der PF4 ist von der heparininduzierten Thrombozytopenie (HIT) bekannt, wo er als Bestandteil von (PF4-Heparin-IgG)-Komplexen Thrombozyten aktiviert und auch bei der HIT kommt es zu einer Thrombozytopenie bei gleichzeitiger paradoxer Thromboseneigung – wie bei der VITT. Analog können wir die Hypothese aufstellen, dass (PF4-Spike-IgG)-Komplexe bei der VITT zur Thrombozytenaktivierung führen. Auch hat die Rezeptorbindedomäne (RBD) der S1-Untereinheit des Spikeproteins mehrere Heparinbindestellen (Clausen et al. 2020; Kim et al. 2020; Tavassoly, Safavi, and Tavassoly 2020).

Etwas klassischer betrachtet kommt es bei der VITT durch ein Zusammenspiel von drei Mechanismen, die auch als Virchow-Trias bezeichnet werden, zu Thrombosen: Endothelschäden, Plättchenaktivierung und rheologische Störungen des Blutflusses (Ahmed, Zimba, and Gasparyan 2020).

Anzeichen für Endothelschäden, Thrombosen und Spuren rheologischer Störungen sehen die beiden Pathologen Burkhardt und Lang auch immer wieder in den Asservaten von nach Corona-„Impfungen" Verstorbenen.

Kawasaki-Syndrom

Das Kawasaki-Syndrom ist eine Gefäßentzündungskrankheit mit Entzündung kleinerer und mittlerer Gefäße. Das als Kawasaki-Syndrom beschriebene Krankheitsbild verläuft akut und fiebrig, wobei die Lebensgefährlichkeit insbesondere von der möglichen entzündlichen Mitbeteiligung des Herzens (Myokarditis) und der Herzkranzgefäße herrührt. Das Kawasaki-Syndrom wurde schon 2020 als mögliche schwere Verlaufsform von Covid-19 bei Kindern ins Spiel gebracht (Schumacher et al. 2021; Erhard 2020). Dabei wurde das nach Covid-19 mögliche Systemerkrankungsbild mit generalisierten Gefäßentzündungen multisystemisches Entzündungssyndrom (MIS) genannt (Dufort et al. 2020).

Aufgrund der Seltenheit schwerer Covid-19-Verläufe, gerade bei Kindern, ist der als atypische Kawasaki-Krankheit bezeichneten Corona-„Impf"nebenwirkung mehr Aufmerksamkeit entgegenzubringen (Peralta-Amaro et al. 2022).

Die Pathologen Burkhardt und Lang sehen im Reutlinger Kollektiv von nach Corona-„Impfungen" Verstorbenen, aber auch in Biopsien von Geimpften, die nach Corona-„Impfungen" Autoimmunkrankheiten mit Gefäßschäden entwickelt haben, immer wieder lymphozytäre Gefäßwandentzündungen mit Endothelitis, Medianekrosen, Zerstörungen der Elastischen Lamellen und Spikeproteinexpression.

So gesehen scheinen Gefäßwandentzündungen geradezu pathognomonisch für eine Post-Corona-„Impf"krankheit zu sein. Ob es unter diesem Aspekt sinnvoll ist, Corona-„impf"bedingte Gefäßentzündungen mit einem bereits bekannten Syndrom zu betiteln, ist fraglich. Zumindest sollte man nicht davon ausgehen, dass die Suche nach „Kawasaki-Syndromen" nach Corona-„Impfungen" auch nur einen annähernden Eindruck der tatsächlichen Häufigkeit entzündlicher Gefäßschäden nach Corona-„Impfungen" gibt.

Antiphospholipid-Antikörper

Bei etwa der Hälfte der in einer chinesischen Studie untersuchten hospitalisierten Covid-19-Patienten wurden Antiphospholipid-Antikörper gefunden (Zuo et al. 2020). Und auch infolge von Corona-„Impfungen" kann die Bildung von Antiphospholipid-Antikörpern einen kausalen Anteil an den nach Corona-„Impfungen" vermehrt entstehenden Gerinnseln haben (Talotta and Robertson 2021). Antiphospholipid-Antikörper sind bekannt für ihre gerinnungsaktivierende Wirkung. Klinisch kann sich das in Thrombosen und Embolien manifestieren; weiters in Lungenembolien, Herzinfarkte, Schlaganfälle, Niereninfarkte, Darminfarkte und Beinvenenthrombosen. Das Antiphospholipid-Syndrom galt vor den Corona-„Impfungen" als die häufigste Ursache einer Thrombophilie (pathologisch erhöhte Thromboseneigung).

Zudem gehören Antiphospholipid-Antikörper zur Fertilitätsdiagnostik, da diese auch Infarkte in der Plazenta mit intrauterinem Fruchttod verursachen können.

Thrombozyten bei der Immunantwort und deren Abbau in der Milz

Die Funktionen der Thrombozyten bei der Blutungsstillung und beim Wundverschluss sind allgemein bekannt. Erst seit Kurzem erfährt auch die Rolle der Thrombozyten bei der Immunantwort auf Bakterien, Viren oder Fremdsubstanzen eine gewisse Aufmerksamkeit (Ali, Wuescher, and Worth 2015). Unter anderem unterstützen Thrombozyten die humorale Immunantwort, indem sie Antigen-Antikörperkomplexe binden und viele dieser Antigen-Antikörperkomplexe in die Milz, den Ort des Thrombozytenabbaus, bringen (Cloutier et al. 2018) (Hottz, Bozza, and Bozza 2018). Im Infektgeschehen oder bei starker Fremdantigenexposition, wie nach

Impfungen, kann sich somit die normale Lebensdauer von Thrombozyten (fünf bis neun Tage) verkürzen und es kommt zur Thrombozytopenie.

Die Milz – Umschlagplatz der Corona-modRNS

Weiter oben haben wir die (Corona)-vakzininduzierte immunthrombotische Thrombozytopenie (VITT) eingeführt, bei der wahrscheinlich (PF4-Spike-IgG)-Komplexe von pathogenetischer Bedeutung sind. Wenn die (PF4-Spike-IgG)-Komplexe bei der VITT durch Thrombozyten in die Milz gelangen, könnte der Milz als Umschlagsort des Spikeproteins eine besondere Rolle bei der Genese von Langzeit-Corona-„Impf"schäden zukommen. Die Milz ist das Organ mit der höchsten Organkonzentration von modRNS-„Impfstoffen". Hier sind also reichlich modRNS-Moleküle vorhanden, die zusammen mit Spikeproteinen in Exosomen verpackt werden können. Diese Exosomen können über das Vagusnervensystem ins zentrale Nervensystem gelangen, wo die entzündliche Wirkung der Spikeproteine (Seneff, Kyriakopoulos, et al. 2022; Seneff, Nigh, et al. 2022) zu Myeolenzephalitiden und Gefäßwandentzündungen mit Schlaganfällen und Blutungen führen (Ancau et al. 2021; Tondo et al. 2022; Mörz 2022) und die Spike-Prionenwirkung zu neurodegenerativen Erkrankungen führen kann.

Zwiebelschalenmuster der Milzarteriolen als Indikator für Corona-„Impfungen"

In den Gefäßen der Milz beobachten Burkhardt und Lang auch immer wieder Gefäßveränderungen, die als charakteristisch für die Corona-„Impfungen"zu sehen sind und insbesondere hier ein besonderes Muster aufweisen, von den Pathologen als „Zwiebelschalenmuster" bezeichnet: Die Gefäßwandschichten sind aufgelockert, liegen also nicht mehr lückenlos aneinander, sondern wirken wie geschichtet –wie die Schalenschichten einer Zwiebel. Bekannt ist dieses Phänomen von Autoimmunkrankheiten wie dem Lupus erythematodes.

Prionogene oder amyloidogene Wirkungen des Spikeproteins auf Blutfluss und Nervensystem

Wir halten fest: Bei der Bildung von **Aggregaten im Herzkreislaufsystem** wie z.B. Blutverklumpungen, aber auch Einlagerungen in Gefäßwänden und bei der Bildung von **Aggregaten im Nervensystem** (Lewy-Körperchen, Amyloidplaques) bei neurodegenerativen Erkrankungen kann es hinsichtlich der Rolle prionogener bzw. amyloidogener Wirkungen des Spikeproteins pathogenetische Parallelen geben. Deren Verständnis kann auch zur Entschlüsselung der nach Corona-„Impfungen" auftretenden Krankheitsbilder beitragen.

IX. Herz-Kreislauf in Flammen: Entzündungen von Herz und Gefäßwänden

Entzündliche Veränderungen an Gefäßwänden aller Kaliber, von der dünnen Endothelschicht einer kleinen Unterhautkapillare bis zur dicken, vielschichtigen Wand der Hauptschlagader, sehen die Pathologen Burkhardt und Lang immer wieder bei nach Corona-„Impfung" Verstorbenen. Neben „ungesund angeschwollen" wirkenden Gefäßwandzellen fallen dabei immer wieder auch Zerstörungen der elastischen Fasern auf. Aber auch bei lebenden Menschen, die nach Corona-„Impfungen" Symptome von Autoimmunkrankheiten entwickelt haben und deshalb eine Hautbiopsie untersuchen ließen, fanden sich Entzündungszeichen an den Hautgefäßen und auch das Spikeprotein konnte immunhistochemisch nachgewiesen werden.

Gefäßwandschäden als direkte Todesursache - Aneurysmen

Schäden der Gefäßwand von großen Gefäßen wie der Hauptschlagader (Aorta) können direkt zum Tode führen; geradezu unvermeidlich, wenn die Aortenwand reißt und der Tod durch inneres Verbluten eintritt. Aber auch eine Dissektion, also ein Riss, der nicht durch alle Wandschichten geht, kann tödlich oder zumindest lebensgefährlich werden. Das Blut fließt dann in die Gefäßwand und kann zu Aussackungen der Gefäßwand, aber auch zur Ausbildung alternativer Blutströme zwischen den Gefäßwandschichten führen. Für die Funktionalität großer Gefäße wie der Aorta ist die Elastizität der Gefäßwand von großer Bedeutung, da sie maßgeblich zur wellenförmigen Blutweiterleitung des mit dem Herzschlag ins Gefäßsystem ausgestoßenen Blutes beitragen. Die dieser Elastizität zugrunde liegenden elastischen Fasern sind eigentlich sehr langlebig und ihr allmählicher Funktionsverlust ist ein Merkmal des Alterns. Die Langzeitresilienz elastischer Fasern im gesunden Zustand bedeutet aber auch, dass deren Schädigung nicht leicht wieder repariert werden kann (Schmelzer and Duca 2022).

Bei nach Corona-„Impfungen" Verstorbenen beobachten die Pathologen Burkhardt und Lang immer wieder Zerstörungen der elastischen Fasern in den Wänden von Gefäßen, auch bei Fällen mit einem Aortenaneurysma oder todesursächlich vorliegender Aortenruptur. Bei großen Gefäßen sind Zerstörungen der vielschichtigen elastischen Lamellen leicht er-
kennbar. Allerdings finden sich Schäden der elastischen Fasern ebenso in
den Wänden kleiner Gefäße, auch im Gehirn.

Mechanismen, die zur Endothelitis (Gefäßinnenwandentzündung) führen

Als das Corona-„Impf"wirkungskonzept, bei dem körpereigene Zellen
zur Bildung des Spikeproteins induziert werden, um eine Antikörperant-
wort gegen dieses Spikeprotein zu provozieren, angekündigt wurde, hatten mit dem Immunsystem vertraute Menschen schon eindringlich vor der
Gefahr der Gefäßwandentzündungen gewarnt, lange bevor die ersten
Impfungen von Menschen begonnen hatten (Reiss and Bhakdi 2020).

Gefäßentzündungen mit lymphozytären Infiltraten können die Pathologen Burkhardt und Lang inzwischen als ein typisches Merkmal der
Corona-„Impf"schäden nennen.

An dieser Stelle wollen wir uns Gedanken über die nach Corona-„Impfungen" zu Endothel- und Gefäßwandschäden führenden Mechanismen
machen, die es zu verstehen gilt, um eventuelle Behandlungsmöglichkei-
ten zu diskutieren. Allerdings können wir, um die Lesbarkeit dieses Buches
zu erhalten, die immunohistopathophysiologischen Vorgänge nur in groben Zügen darstellen, jedoch referenzieren wir die entsprechende Fachliteratur, in der sich detaillierte Darstellungen zu einzelnen Vorgängen finden.

Endotheltoxische Wirkung des Spikeproteins und ACE2-Rezeptorschädigung

Neben den (korrekt) vorhergesagten immun-entzündlichen Schädigungen der Endothelien nach Corona-„Impfung" besteht wohl auch eine direkte toxische Wirkung des Spikeproteins auf Endothelzellen (Jin et al. 2020). Mäuse, die experimentell über die Luftwege mit spikeproteintragenden Pseudoviren (Viruspartikel ohne RNS- oder DNS-Inhalt) exponiert wurden, erlitten Zellschäden an Lungen und Arterien. Menschliche Endothelzellen, die den gleichen spikeproteintragenden Pseudoviren exponiert wurden, zeigten die typischen Endothelschäden mit Fragmentierung und Schädigung der Mitochondrien sowie Schädigung des ACE2-Rezeptors, also des Rezeptors auf der Endothelzelle, an den das Spikeprotein bindet. Dabei wird auch die ACE2-abhängige Signalkaskade gestört, die als „Achse des Guten" für die Gefäße und die Gefäßwandzellen wichtige Funktionen zur Aufrechterhaltung der Homöostase erfüllt (Lei et al. 2021).

Spikeproteininduzierte Zellvergreisung führt zu parakrinen Endothelzellschäden

Das Spikeprotein induziert die Zellvergreisung. Solche „seneszenten Zellen" sind apoptoseresistent (Apoptose ist der programmierte Zelltod) und wirken proinflammatorisch und sekretorisch gewebsdestruktiv auf ihre Umgebung (Tripathi et al. 2021). Dass die Spikeexpression Endothelzellen schädigt, auch wenn diese selbst das Spikeprotein nicht exprimieren, wurde in einem Experiment gezeigt: Spike-transfizierte Pneumozyten oder Hepatozyten in Zellkultur produzierten Entzündungsmediatoren. Die Zugabe der Zellkulturüberstände mit den Entzündungsmediatoren zu Endothelzellkulturen führte in diesen zu endothelialer Dysfunktion: In den Endothelzellen kam es zur vermehrten Anlagerung von Leukozyten und einem Anstieg von Zellvergreisungsmarkern („cell-senescence markers") (Meyer et al. 2021). Bei Mäusen führt die experimentelle Zellvergreisungsinduktion in Zellen des Immunsystems durch Ausschaltung von Zellreparaturfunktionen in Immunzellen zu einer erhöhten Morbidität und Mortalität (Yousefzadeh, Flores, et al. 2021). Auch Störungen der

Erbgutreparaturmechanismen beschleunigen die Zellvergreisung. Auf spikeinduzierte Störungen der Erbgutreparaturmechanismen kommen wir im Kapitel über die Langzeitpersistenz der Corona-„Impf"wirkungen und im Kapitel über mögliche Mechanismen der Kanzerogenität zurück.

Autoimmunvaskulitis

Frühe Bedenken gegen die Corona-„Impfungen" wiesen auf immunologische Reaktionen gegen von der Zelloberfläche der Endothelzellen in das Lumen ragende Spikeproteine z.B. durch natürliche Killerzellen hin (Reiss and Bhakdi 2020). Dies ist ein Endothelitis verursachender Mechanismus für den auch die Beobachtungen der Pathologen Burkhardt und Lang sprechen: Nach Corona-„Impfungen" finden sich immer wieder intra- und perivaskuläre lymphozytäre Infiltrate bei entzündlich geschwollenen Gefäßwandzellen in Biopsien und in Autopsieasservaten. Oft finden sich immunhistochemische Markierungen für das Spikeprotein in den Gefäßentzündungsbereichen.

Inzwischen tauchen auch in der Fachliteratur Berichte über lymphozytäre Vaskulitiden in Hautbiopsien von nach Corona-„Impfungen" an Autoimmunsymptomen Leidenden auf (Magro et al. 2021) sowie auch Berichte von entzündlich schädigenden Wirkungen der Corona-„Impfungen" an größeren Gefäße bis hin zur Aorta (Terentes-Printzios et al. 2022).

Immunotoxikologische Wirkung des Komplementsystems auf Gefäßwände

Die endotheltoxische Wirkung des Spikeproteins mit der in Zellkulturen gezeigten und oben beschriebenen Induktion von Entzündungsmediatoren (Meyer et al. 2021) kann auch als Bestandteil der Immunreaktion des Körpers gegen das Spikeprotein gesehen werden. Anhand von Endothelzellexperimenten konnten dazugehörige Mechanismen erkannt werden: Das Spikeprotein, dessen S1-Untereinheit von der Endothelzelloberfläche in den Blutstrom ragt, führt demnach zu einer Rekrutierung von weißen

Blutkörperchen durch erhöhte Expression von Adhäsionsmolekülen und Thrombomodulinverlust. Die Autoren sprechen davon, dass S1 die Zellen in einen proinflammatorischen Phänotyp mit Komplementaktivierung überführt (Perico et al. 2022).

Das Komplementsystem ist ein Bestandteil der unspezifischen Immunabwehr und besteht aus 20 Proteinen, die als Signalmediatoren Immunzellen steuern und durch Bedeckung von Fremdorganismen und Fremdantigenen diese für Fresszellen markieren („opsonieren"). Auch die Schädigung der ACE2-rezeptorabhängigen Signalkaskade ist an der Genese des proinflammatorischen Phänotyps beteiligt. Allerdings ist das Geschehen wohl viel komplexer und verschiedene andere Rezeptoren und Signalkaskaden werden als wichtig erachtet. Die Aktivierung der NF-κB Genexpression aktiviert ein Programm, das zu vaskulärer Leckage („vascular leakage") und Leukozytenadhäsion führt, und wird **durch Bindung an den Integrin α5β1-Rezeptor oder Toll-like-Rezeptoren Typ2 (TLR2) auf En**dothelzellen ausgelöst (Robles et al. 2022; Khan et al. 2021).

Mastzelldegranulierung und gefäßstressende Wirkung

Mastzellen setzen Histamin frei, welches an den Gefäßen die Perizyten konstringiert. Die Perizyten sind Bindegewebszellen der Kapillaraußenwand und somit für die Stabilisierung der Kapillarstruktur und die Versorgung der Endothelzellen von Bedeutung. Wenn die Histaminausschüttungen der Mastzellen die Kapillaren des Herzmuskels unter Stress setzen, kann sich deren Blutfluss und damit die Sauerstoffversorgung der Herzmuskelzellen verringern (Ricke et al. 2020). Die Mastzellen können somit eine Rolle bei der ischämischen Komponente der Myokarditis spielen. Im Fall einer im Alter von Ende 50 nach Corona-„Impfung" verstorbenen Frau mit Myokarditis konnten die Pathologen Burkhardt und Lang reichlich Mastzellen im entzündeten Herzmuskel sehen.

Myokarditis – Corona-„impf"bedingte Herzmuskelentzündung

Ursprünglich sollte die Überschrift dieses Kapitels „Herzmuskelentzündung nach Corona-„Impfung"" lauten, allerdings ist die Beweislast, die für die kausale Auslösung von Herzmuskelentzündungen durch Corona-„Impfungen" spricht, derart überwältigend, dass man inzwischen auch von „Impf"bedingter Herzmuskelentzündung" sprechen kann (Behers et al. 2022). Auch eine allgemeine Risikoerhöhung kardiovaskulärer Notfälle in Assoziation mit den Corona-„Impfungen" zeichnet sich ab, auch bei Menschen im Alter von unter 40 Jahren, bei denen das natürliche Hintergrundrisiko für kardiovaskuläre Ereignisse eigentlich niedrig ist (Sun, Jaffe, and Levi 2022).

Die intravenöse Injektion von Corona-„Impfungen" kann bei Mäusen eine Myoperikarditis induzieren (Li et al. 2022). Die Vorabveröffentlichung dieser tierexperimentellen Erkenntnisse im Jahr 2021 veranlasste das Robert Koch-Institut in Deutschland dazu, bei „Impf"injektionen entgegen früherer Empfehlungen eine vorherige Aspiration zu empfehlen, um sicherzustellen, dass die Injektionsnadel bei Injektion nicht direkt in einem Blutgefäß liegt. Kritiker der Corona-„Impf"politik hatten schon vor Beginn der „Impf"kampagne auf die Gefahren von „Bolus-Injektionen", die direkt in ein Gefäß erfolgen hingewiesen (Wodarg 2021).

Pathohistologisch finden sich inzwischen auch in der Fachliteratur Belege für eine Corona-„impf"bedingte lymphozytäre Myokarditis, die Burkhardt und Lang in Vorträgen unter anderen in der „Pathologie-Konferenz" schon 2021 bei nach Corona-„Impfungen" Verstorbenen gezeigt haben. Das mit dem Paul-Ehrlich-Institut kooperierende Corona-Pathologie-Referenzzentrum in Heidelberg hat in einem etablierten Fachjournal über Fälle Corona-„impf"bedingter Myokarditis berichtet (Schwab et al. 2022).

Myokarditis wurde auch als Manifestation von SARS-CoV-2-Infektionen beschrieben (Verma et al. 2020; Siripanthong et al. 2020). Die lymphozytäre Natur der SARS-CoV-2-Myokarditis hat Ähnlichkeiten mit anderen viralen Myokarditiden, wobei natürlich die Frage bleibt, ob die Entzündung direkt durch die virale Infektion verursacht wird, oder ob sie eher Auswirkungen der Immunantwort, insbesondere der T-lymphozytenbedingten Zelltoxizität oder der Zytokinantwort bis hin zum Zytokinsturm bei schweren Covid-19-Verläufen ist. Im Grunde ist wohl bei allen Virusinfektionen davon auszugehen, dass viele Zell- und Gewebeschäden durch eine Reaktion auf das Virus zustande kommen und nicht durch das Virus selbst.

Im Plasma von Menschen mit einer Corona-„impf"bedingten Myokarditis fanden sich im Gegensatz zur Vergleichsgruppe (Corona-„geimpfte" Menschen ohne Myokarditis) erhöhte Konzentrationen von freien (nicht an Antikörper gebundenen) Spikeproteinen in voller Länge. Der Vergleich der ebenfalls durchgeführten Immunprofile ergab hingegen keinen Unterschied der Corona-„Geimpften" mit Myokarditis und ohne (Yonker et al. 2023). Das freie Spikeprotein im Plasma ist also ein Unterscheidungsmerkmal, welches die Corona-„Geimpften" mit Myokarditis auszeichnet.

Myokarditis am ehesten spikebedingt

Die Tatsache, dass die Myokarditis bei den Corona-„Impfungen" ein größeres Problem als bei den Coronainfektionen darstellt, spricht für eine durch Spike-Immunantwort bedingte Myokarditis. Das SARS-CoV-2-Spikeprotein, dessen Massenproduktion durch die Corona-„Impfungen" induziert wurde, kreuzreagiert mit körpereigenen Antigenen auch des Herzens (Vojdani and Kharrazian 2020). Durch „molekulare Mimikry" wird dann die Myokarditis nach Spikeexposition durch Autoimmunangriffe gegen die eigenen Kardiomyozyten ausgelöst (Seneff and Nigh 2021). Eine direkte Schädigung von kardialen Perizyten (Zellen, die die Kapillaren und die Kardiomyozyten unterstützen und versorgen) durch das Spikeprotein konnte in Zellkulturen gezeigt werden (Avolio et al. 2021). Für die Herzschädigung dürfte auch die Bindung des Spikeproteins an den ACE2-Rezeptor mit Blockade und Störung der für die Homöostase der Gefäßwände und des Herzens wichtigen ACE2-Signalkaskade von Bedeutung sein (Gao et al. 2022; Heurich et al. 2014; Hoffmann et al. 2020; Lambert et al. 2005; Rodriguez-Puertas 2020; Samavati and Uhal 2020; Xu et al. 2020). Auch der Novavax-Corona-„Impfstoff", bei dem das Spikeprotein außerhalb des Körper in Insektenzellen produziert und dann als Antigen direkt gespritzt wird, kann Myokarditiden auslösen (Twentyman et al. 2022), genauso wie die Corona-„Impfstoffe", die die Körperzellen zur Produktion des Spikeproteins induzieren.

Lungengefäßschäden und Verschlüsse, pulmonale Hypertonie und Rechtsherzversagen

Dass Schäden an Gefäßen des Herzens lebensgefährlich sind, ist einleuchtend. Mit der Vitalfunktion der Lunge verbinden wir intuitiv die Atmung mit dem in der Lunge stattfindenden Gasaustausch zwischen Alveolarraum und Alveolargefäßen. Allerdings können auch Gefäßschäden in der Lunge mit Störungen des Blutflusses durch die Lunge rasch lebensbedrohlich werden. Der Blutdruck im Lungenkreislauf ist normalerweise viel niedriger als der Druck im großen Körperkreislauf. Entsprechend ist die Muskulatur der rechten Herzkammer, welche das Blut in die Lunge pumpt, viel schwächer als die Muskulatur der Blut in den Körperkreislauf pumpenden linken Kammer. Wenn sich durch Erhöhung des Widerstandes der Druck im Lungenkreislauf erhöht, kann diese sogenannte pulmonale Hypertonie zum Rechtsherzversagen führen.

In den vorhergehenden Kapiteln wurde ausführlich beschrieben, wie das Spikeprotein zu thrombembolischen Erscheinungen führen kann, darunter natürlich auch zur Lungenembolie mit Rechtsherzwiderstandserhöhung. Spikebedingte lymphozytäre Gefäßentzündungen bringen neben einer ödematösen Schwellung der Gefäßinnenwandzellen auch die Virchow-Trias der Thromboseentstehung mit Verletzungen der Gefäßinnenwand, Blutgerinnungsstörungen und verlangsamtem Blutfluss mit sich (Ahmed, Zimba, and Gasparyan 2020; Carbillon et al. 2021).

Hinzu kommt die vasokonstriktorische Wirkung der Spikeblockade an den (vasodilatatorischen) ACE2-Rezeptoren; und an Lungengefäßzellen konnte experimentell eine Wachstumsstimulation durch das Spikeprotein induziert werden, welche zur Verdickung der Lungengefäßinnenwände mit Bildung fibrotischer Polster führen kann (Suzuki et al. 2021).

Bei plötzlicher Erhöhung des Widerstandes im Lungenkreislauf, wie z.B. bei einer fulminanten Lungenembolie, kann es plötzlich und unerwartet zum Rechtsherzversagen kommen (Lucena et al. 2009). Ein weniger fulminanter Verlauf ist bei allmählicher Erhöhung des Widerstandes im Lungenkreislauf durch spikeinduzierte Lungengefäßzellwachstumsstimulationen mit langsam zunehmender Gefäßinnenwandverdickung zu erwarten (Suzuki et al. 2021; Suresh and Suzuki 2021). Das Rechtsherzversagen ist also eine mögliche Ursache des seit 2021 berichteten „Sudden-Adult Death (SAD) Syndroms".

Multisystemisches Inflammatorisches Syndrom (MIS) bei Kindern und Erwachsenen

Das MIS wird in der Literatur als MIS-C bezeichnet, wobei das C für „children" (Kinder) steht. Allerdings sind wohl auch Erwachsene nicht von den zugrunde liegenden immun-entzündlichen Prozessen gefeit, weshalb wir hier auf das altersgruppenspezifische „C" verzichten. MIS gilt wie das SAD-Syndrom als eine neuartige Krankheit, die erst mit Covid-19 aufgetreten ist und bei der es, wie der Name schon andeutet, zu Entzündungen im ganzen Körper kommt. Diese Entzündungen sind wahrscheinlich autoimmunbedingt.

In einer MIS(-C) Fallserie von 2020 (also noch vor Einsetzen der Corona-„Impfungen") wurde darauf hingewiesen, das zwei Drittel der 23 beobachteten MIS-Fälle serologische Spuren vorheriger SARS-CoV-2-Infektionen hatten. Es fanden sich Antikörper gegen Nukleokapsid, gegen die auf der S1-Untereinheit des Spikeproteins befindliche Rezeptorbindungsdomäne und gegen das Spikeprotein (Anti-IgG-Spike wies hierbei die höchste Konzentration auf). Bei einem Drittel der Kinder waren keine derartigen serologischen Spuren vorheriger SARS-CoV-2-Infektionen gefunden worden (Carter et al. 2020).

Entzündungen der Gefäße und des Organgewebes

Anfangs wurde MIS-C als eine mit Covid-19 assoziierte Verlaufsform des Kawasaki-Syndroms bezeichnet, jedoch seien bei MIS-C eher die Organgewebe entzündet als die Gefäße. Umgekehrt finden die Pathologen Burkhardt und Lang in Biopsien von Autoimmunkrankheiten nach Corona-„Impfungen" wie dem Lichen, der normalerweise das Gewebe, insbesondere die Basalzellen der Haut betrifft und die Gefäße verschont, Anzeichen für zusätzliche Gefäßentzündungen bei sonst lichentypischem pathohistologischem Erscheinungsbild des Hautbiopsats.

Mastzellen – unterschätze Entzündungstreiber?

Inzwischen gibt es auch Berichte über MIS nach Corona-„Impfung" bei Kindern (Salzman et al. 2021), aber auch bei Erwachsenen (Nune et al. 2021). Mechanistisch scheint die Degranulierung von Mastzellen mit Histaminfreisetzung, wie man es von allergischen Reaktionen kennt, beim MIS eine Rolle zu spielen (Malone et al. 2020; Ricke 2021). Die Pathologen Burkhardt und Lang sehen gelegentlich „zum Platzen pralle Mastzellen" in Biopsiepräparaten von Menschen mit schweren „Impf"schäden; konkret dokumentiert in einem Bronchoskopiebiopsat eines jungen Mannes Mitte 20, der nach einem positiven Coronatest und zwei Corona-„Impfungen" eine massive Verschlechterung vorbestehender atopischer Atemwegserkrankungen mit Reizung der Atemwege bis zur Atemnot erlitt. Aber auch in der Hautbiopsie einer Frau Anfang 40 mit Corona-„impf"bedingter" generalisierter schwerer Vaskulitis fanden sich solch prall gefüllte Mastzellen kurz vor der Degranulation. Bemerkenswert ist, dass sich auch im Herzmuskel einer mit einer schweren Corona-„Impf"-Myokarditis mit Ende 50 Verstorbenen solche Mastzellen fanden.

Generell gehen Burkhardt und Lang davon aus, nur die Mastzellen zu Gesicht zu bekommen, die kurz vor der Degranulierung stehen und deshalb die gesichteten Mastzellen nur die Spitze des Eisbergs sind. Nach Degranulation sind Mastzellen mikroskopisch nicht mehr identifizierbar.

Wechselseitige Autoimmuneskalation zwischen Corona-„Impfung" und Infektion ?

Einiges spricht für eine pathogenetische Mitbeteiligung von Immunpathologieverstärkungsphänomenen an der MIS-Pathogenese. Wenn das MIS durch Immunreaktionen gegen das Spikeprotein ausgelöst oder verstärkt wird, müssen wir davon ausgehen, dass die spikeinduzierenden Corona-„Impfungen" und SARS-CoV-2-Wildvirusinfektionen auch zu durch Immunpathologieverstärkung bedingten Autoimmunreaktionen führen können und es bei Menschen mit stattgehabten Coronainfektionen *und* Corona-„Impfungen" zu einer wechselseitigen Eskalation einer Autoimmunkrankheit kommen kann (Lyons-Weiler 2020; Perlman and Dandekar 2005). Dem erhöhten Coronainfektionsrisiko von Corona-„Geimpften" haben wir ja schon ein ganzes Kapitel gewidmet. Ergänzend möchten wir nun auf eine mögliche Corona-„Impf"schadensrisikoerhöhung durch zuvor stattgehabte Coronainfektionen hinweisen.

X. Bekannte neurologische autoimmunentzündliche Krankheiten, die nach Covid-19 und Corona-„Impfungen" auftreten

Ein kürzlich erschienener Übersichtsartikel widmet sich den doch recht zahlreichen und vielfältigen neurologischen Komplikationen der Corona-„Impfungen" (Tondo et al. 2022).

Exosomen transportieren Inhalte aus Corona-„impf"transfizierten Zellen, darunter Spikeproteine, modRNS-Moleküle und miRNAs entlang der Nervenbahnen. Dabei kann es auch zu Entzündungen dieser Nerven kommen, wobei unter anderem Autoimmunprozesse eine wichtige Rolle spielen. Zudem gibt es Anzeichen dafür, dass das Spikeprotein Exosomen induziert, die miRNAs an Bord haben, welche über Hemmung der IRF9-Synthese die Sulfatid- und Sphingolipidsynthese in der Leber hemmen (Mishra and Banerjea 2021; Seneff, Nigh, et al. 2022). Sulfatide und Sphingolipide sind wichtige Bestandteile des Nervengewebes.

Obgleich es sich bei den neurologischen Erkrankungen nach Corona-„Impfung" schon aufgrund der Häufigkeit um eigene pathogenetische Krankheitsentitäten handelt, kann man zur Systematisierung dieser Spielarten des Post-Corona-„Impf"Syndroms auf bereits bekannte neuroentzündliche Autoimmunkrankheiten zurückgreifen, zumal die Manifestationen von Corona-„Impf"nebenwirkungen in Nebenwirkungsdatenbanken, wie der amerikanischen VAERS (Vaccine-Adverse-Event-Reporting-System)-Datenbank unter den entsprechenden Namen bereits bekannter Syndrome geführt werden.

Guillain-Barré-Syndrom (akute entzündliche demyelisierende Polyneuropathie)

Beim Guillan-Barré-Syndrom (GBS) kommt es zu Autoimmunangriffen auf die peripheren Nerven (Myelinscheiden und Axone) und die aus dem

Rückenmark austretenden Nervenwurzeln. Klinisch äußert sich dies durch Muskelschwäche bis hin zu Muskellähmungen, oft mit Muskelschmerzen, Sensibilitätsstörungen und je nach Mitbeteiligung vegetativer Nerven zu mitunter lebensgefährlichen Störungen der Herz-Kreislauf- und Verdauungsfunktionen.

Inzwischen häufen sich die Berichte über Guillain-Barré-Syndrome nach Corona-„Impfungen". Angesichts der überwältigenden Menge an Fallberichten von Guillain-Barré-Syndromen nach Corona-„Imfpungen" sei hier lediglich eine Übersichtsarbeit zitiert (Abolmaali et al. 2022).

Durch welche Schadmechanismen die Corona-„Impfungen" zu solchen entzündlichen demyelinisierenden Polyneuropathien führen, ist schwieriger zu erklären, aber wir dürfen davon ausgehen, dass auch hier Autoimmunreaktionen am Werke sind. Aber auch spikebedinge ACE2-Rezeptorstörungen können eine Rolle spielen. Im zentralen Nervensystem gelten die ACE2-Signalkaskaden als „Achse des Guten", da sie unter anderem als Gegenspieler des neurotoxisch-neuroinflammatorischen Angiotensin II wirken (Lanz et al. 2010; Xu, Sriramula, and Lazartigues 2011). Beim GBS finden sich oft Antikörper gegen im Nervensystem wichtige Sulfatide und andere Sphingolipide (Ilyas et al. 1991) und die durch das Spikeprotein induzierten Exosomen beinhalten miRNAs, welche über Hemmung der IRF9-Synthese die Sulfatid- und Sphingolipidsynthese in der Leber hemmen (Mishra and Banerjea 2021; Seneff, Nigh, et al. 2022).

Akute disseminierte Enzephalomyelitis (ADEM) nach Corona-„Impfung"

Die akute disseminierte Enzephalomyelitis (ADEM) ist eine neurologische immunbedingte Erkrankung, bei der es zu einer generalisierten Entzündung des Zentralnervensystems (ZNS – Gehirn und Rückenmark) kommt, wobei insbesondere die weiße Substanz des ZNS, bestehend aus Nervenzellen und deren diese umgebenden Myelinscheiden, geschädigt werden. Zuweilen findet sich auch die Bezeichnung „postinfektiöse Enzephalomyelitis", was eine Beteiligung stattgehabter Infektionen an der Genese der ADEM suggeriert. Schwere hämorrhagische Verlaufsformen werden als akute hämorrhagische Enzephalomyelitis (AHEM) bezeichnet (auch die Begriffe „akute hämorrhagische Leukoenzephalitis, AHLE" oder „Weston-Hurst-Syndrom" werden verwendet).

Die Auslösung der ADEM durch Virusinfektionen und Immunisierungen – also Impfungen – ist bekannt (Huynh et al. 2008). ADEM-Auslösungen sind von EB-Viren, CM-Viren, Herpesviren, Pockenviren und auch Coronaviren wie dem SARS-Coronavirus von 2002/2003 und dem SARS-CoV-2-Virus bekannt (Manzano et al. 2021).

Sowohl bei der infektiösen wie auch der vakzininduzierten ADEM ist von einer Autoimmungenese mit Immunreaktionen gegen Nerven- und Myelinantigene auszugehen. Es gibt Berichte über Post-Corona-Vakzin-ADEM nach vektorvirusgebundenen DNS-Corona-„Impfungen" wie Vaxzevria von Astra Zeneca (Permezel et al. 2022; Nagaratnam et al. 2022; Garg, Batra, and Gupta 2022; Al-Quliti et al. 2022; Ancau et al. 2021) und Sputnik-V (Finsterer 2022), wie auch nach modRNA-Corona-„Impfungen" (Poli, Poli, and Ziemann 2022) von Moderna (Mousa et al. 2022) und Comirnaty von BioNTech-Pfizer (Mörz 2022; Vogrig et al. 2021).

Wiederaufflammen von Multipler Sklerose nach Corona-„Impfung"

Von den von Vojdani und Kharrazian (Vojdani and Kharrazian 2020) untersuchten spikekreuzregierenden Autoantikörpern ist hinsichtlich Auslösung einer demyelinisierenden nervenentzündlichen Autoimmunerkrankung wie der Multiplen Sklerose und der ADEM die Kreuzreaktion gegen das myelinische Basisprotein (MBP) hervorzuheben. MBP ist ein wichtiger Bestandteil der Myelinscheiden der Nerven und Autoantikörper gegen MBP finden sich typischerweise bei der Multiplen Sklerose und der ADEM (Van Haren et al. 2013). Antikörperkreuzreaktionen zwischen Anti-Spike-Antikörpern und dem Myelin-Oligodendrozyten-Glykoprotein, also dem inzwischen zur ADEM-Diagnostik herangezogenen Antigen (Wolska-Krawczyk 2022), wurden von Vojdani und Kharrazian nicht untersucht.

Zahlreiche Fälle von Schüben bzw. Wiederaufflammen der Multiplen Sklerose nach Corona-„Impfungen" sind beschrieben. Eine Übersichtsarbeit über solche bis November 2021 aufgetretenen Fälle findet sich bei Ismail und Salama (2022) sowie bei Rinalsi et al. (2022) (Ismail and Salama 2022; Rinaldi et al. 2022). Auch die Erstmanifestation einer Multiplen Sklerose ist beschrieben, wobei die Frage im Raum steht, ob diese durch die -„Impfung" verursacht wurde (Havla et al. 2022).

Corona-„impf"bedingte Symptome durch Entzündung großer Nerven

In den Impfnebenwirkungsdatenbanken, namentlich der amerikanischen VAERS, finden sich deutliche Assoziationen von typischen Nervenentzündungssymptomen mit stattgehabten Corona-„Impfungen"-. Bei den im Folgenden aufgezählten Symptomen fanden sich zahlreiche Einträge nach Corona-„Impfungen". Zwischen 96,3% und 99,5% aller VAERS-Einträge im Jahr 2021 waren infolge von Corona-„Impfungen" erfolgt (Seneff, Nigh, et al. 2022).

Als Zeichen von **Vagusnerv**entzündungen wurden Übelkeit, Erbrechen, Atemnot, Synkopen und Bradykardie berichtet. Noch typischer als Bradykardie ist in diesem Kontext die Tachykardie zu nennen, welche auch als „Long-Covid"-Manifestation beschrieben ist (Aranyo et al. 2022).

Als Zeichen von **Trigeminusnerv**entzündungen wurden Migränekopfschmerzen berichtet.

Als Zeichen von Entzündungen des **Hör- und Gleichgewichtsnervs** wurden Tinnitus, Taubheit und Schwindel berichtet.

Entzündungen des **Sehnervs** können zu Sehstörungen und vorrübergehender Erblindung führen.

Als Zeichen von **Zungen-Rachennerv**entzündungen wurden Stimmbildungs- und Artikulationsstörungen berichtet.

Als Zeichen von Entzündungen des **Gesichtsnervs** (Nervus facialis) kann es zu einer Fazialisparese (Gesichtslähmung) kommen.

Als Zeichen von **Riechnerv**entzündungen wurden Riechstörungen bis zur Anosmie berichtet.

Schluckbeschwerden wurden berichtet und sind als Anzeichen einer Entzündung mehrerer unterer Hirnnervenäste zu sehen.

Myasthenia gravis

Bei der Myasthenia gravis liegt eine Störung der Reizübertragung von Nerven auf Muskeln an der neuromuskulären Endplatte vor. Klassischerweise sind die Acetylcholinrezeptoren auf der muskulären Seite betroffen, sodass die durch den Botenstoff Acetylcholin vom Nerv auf den Muskel übertragenen Reize nicht mehr funktionsgerecht erfolgen. Hierdurch kommt es zu Muskelschwäche, schneller Ermüdung und Invalidität. Klassischerweise entsteht die Myasthenia gravis durch den Acetylcholinrezeptor blockierende Autoimmunantikörper.

Auch bei den nach Corona-„Impfungen" auftretenden Myasthenie-Syndromen (Fanella et al. 2022; Chavez and Pougnier 2021; Watad et al. 2021) sind wahrscheinlich Autoimmunmechanismen für das Auftreten der schweren Muskelschwächen verantwortlich. Diese können „gezielte" Fehlbindungen von Autoantikörpern, welche die Acetylcholinrezeptoren blockieren, sein, jedoch sind auch andere weniger spezifische Schädigungen an der neuromuskulären Endplatte durch die Corona-„impf"induzierte Überstimulation des angeborenen Immunsystems mit Ausschüttung entzündlich wirkender Zytokine mit Autoimmunangriffen durch autoreaktive T-Zellen denkbar. Beschriebene corona-„impf"bedingte Verschlimmerungen bestehender Myasthenia-gravis-Erkrankungen können ein Hinweis auf ein eher unspezifisches Schädigungsgeschehen an der neuromuskulären Endplatte bei generalisierter Autoimmunreaktion sein (Tagliaferri et al. 2021; Sonigra et al. 2022).

Wie bei allen schweren Erkrankungen nach Corona-„Impfungen" müssen wir davon ausgehen, dass nur ein kleiner Prozentsatz der tatsächlich auftretenden Schäden in der Fachliteratur berichtet wird.

Neurodegenerative Erkrankungen

Bei den neurodegenerativen Erkrankungen, deren häufigeres Auftreten nach Corona-„Impfungen" befürchtet werden muss, sind die **Alzheimer-Demenz**, der **Morbus Parkinson** und die **Creutzfeldt-Jakob-Krankheit** zu nennen (Seneff et al. 2023). Hinsichtlich der spikeinduzierten Mechanismen, die bei der Induktion dieser neurodegenerativen Erkrankungen eine Rolle spielen, sei auf das Kapitel VII über die amyloidogenen oder prionenartigen Eigenschaften der SARS-CoV-2-Spikeproteine verwiesen.

Ergänzend wird im Folgenden noch auf die wohl auch pathogenetisch ähnlich gelagerten neurodegenerativen Erkrankungen amyotrophe Lateralsklerose und Frontotemporallappendegeneration eingegangen.

Amyotrophe Lateralsklerose

Die Veranlagung für die amyotrophe Lateralsklerose ist mit 85 identifizierten Mutationen des FUS-Gens und 60 identifizierten Mutationen des TARDBP-Gens assoziiert. Das Produkt des TARDBP-Gens ist das TDP-43-Protein. Eine einzige Aminosäuremutation dieses Proteins kann ausreichen, um eine Fehlfaltung mit Funktionsstörung und Verklumpung auszulösen. Die Aminosäuresequenz des Spikeproteins, insbesondere der Comirnaty-Corona-„Impfung", kann Mutationen des FUS-Gens und des TDP-43-Proteins induzieren (Baloh 2012; Rahic, Buratti, and Cappelli 2023; Idrees and Kumar 2021).

Frontotemporallappendegeneration

Mutationen des TDP-43-Proteins mit daraus resultierenden Fehlfaltungen können auch zur Neurodegeneration im Frontal- und Temporallappen des Gehirns führen. Degenerationen dieser Hirnbereiche führen zu Persönlichkeitsveränderungen mit Störungen des Sozialverhaltens mit antisozial rücksichtslosem Verhalten bei gleichzeitiger Einschränkung der Alltagskompetenz. In fortgeschrittenen Stadien können sich auch sprachfunktionelle Störungen einstellen mit Verlust der Sprech- und Schreibfähigkeit, aber auch Verlust des Sprachverständnisses (Baloh 2012).

XI. Langzeitpersistenz, genomische Integration und „Zombie-Monozyten"

Wie oben beschrieben ist die modRNS der Corona-„Impfungen" so aufgebaut, dass sie länger Bestand hat und auch effizienter Spikeproteine produziert als normale RNS. Eine etwa acht Wochen anhaltende Persistenz robuster Keimzentren sekundärer lymphatischer Gewebe wie Milz und Lymphknoten mit spikecodierender modRNS und dem Spikeantigen konnte nach der Corona-„Impfung" bereits gezeigt werden (Roltgen et al. 2022).

„Zombie-Monozyten"

Eine Langzeitpersistenz der S1-Untereinheit des Spikeproteins für bis zu 15 Monate nach einer COVID-19-Infektion, die zu Langzeitwirkungen („Long Covid") führte, wurde in sogenannten „nichtklassischen CD16+ und CD14Lo-Monozyten" nachgewiesen (Patterson et al. 2021). Solche nichtklassischen Monozyten weisen Zeichen der Zellvergreisung auf, die jedoch das Langzeitüberleben der Zellen im Kreislauf fördern, weshalb wir uns erlauben, diese „untoten" Zellen als „Zombie-Monozyten" zu bezeichnen (Ong et al. 2018). Wahrscheinlich haben diese nichtklassischen Monozyten die Erbinformation für das Spikeprotein revers in DNS transkribiert und als Plasmid aufbewahrt (Kyriakopoulos et al. 2022; Alden et al. 2022).

Nichtklassische CD16+ Monozyten wurden auch schon als Wächter der Blutgefäße bezeichnet, da sie an den Endothelien patrouillieren und die Gefäßwandintegrität überwachen. Wie oben bereits beschrieben sind es aber gerade Endothelzellen, die, wenn Sie nach modRNA-Aufnahme das Spikeprotein an der Oberfläche in den Blutstrom strecken, zum Ziel der Immunantwort werden. Somit ist es plausibel, dass nicht-klassische Monozyten bei Patrouillengängen entlang der Gefäßinnenwände spikeproduzierende Endothelzellen eliminieren und dabei das Spikeprotein und die modRNS aufnehmen (Auffray et al. 2007). Bei den mikroskopischen

Untersuchungen der Pathologen Burkhardt und Lang von nach Corona-„Impfungen" Verstorbenen sind entzündlich destruktive Befunde an Gefäßwänden omnipräsent.

Möglicherweise wird die Expansion nichtklassischer CD16+ und CD14Lo-Monozyten, welche das Spikeprotein und dessen modRNS über lange Zeit beherbergen, durch einen Sequenzabschnitt des Spikeproteins direkt oberhalb der Furin-Schnittstelle gefördert: Hier findet sich eine Sequenz, die sehr starke Antigenähnlichkeit und Ähnlichkeit mit der Sequenz des Staphylokokken-Superantigens „Enterotoxin B (SEB)" hat (Cheng et al. 2021). SEB induziert eine inflammatorische TNF-α-Freisetzung, welches wiederum in Blutkulturexperimenten den Anteil der nichtklassischen CD16+ und CD14Lo-Monozyten auf 35% des Monozytenpools erhöhte (Skinner et al. 2005). Es konnte experimentell gezeigt werden, dass Spikeproteine direkt an TLR4-Rezeptoren binden und dadurch auf Monozyten die TNF-α Kaskade aktivieren, welche wiederum zu einer Expansion der CD16+ und CD14Lo-Monozyten führt (Zhao et al. 2021).

Genomische Integration revers transkribierter DNS aus Spike-modRNS

Schon lange diskutiert und vielfach von offizieller Seite verneint wurde die mögliche Umschreibung der modRNS in DNS mit folgender Integration in das Wirtszellgenom. Dass die Integration in der Tat stattfindet, erscheint sehr wahrscheinlich. Reverse Transkription von RNS in DNS mit Integration ins Wirtszellgenom ist ein üblicher Vorgang im Leben und dessen Evolution. So finden sich virale Sequenzen im gesamten menschlichen Genom, die auf vergangene Integrationen viraler Gensequenzen auch mit Weitergabe über die Generationen hindeuten (Ryan 2009; Yong 2017; Domazet-Loso 2022). Für die Vektorviren-DNS-„Impfstoffe" ist eine reverse Transkription nicht einmal notwendig, da diese die Spikeprotein codierenden Sequenzen schon in Form von DNS tragen.

In menschlichen Leberzellen wurde die reverse Transkription von Corona-modRNS in DNS experimentell bewiesen (Alden et al. 2022). Immunzellen, Tumorzellen und Neuronen exprimieren die für die reverse Transkription verantwortlichen LINE-1-Elemente aktiv, insbesondere im Zusammenhang mit neurodegenerativen Erkrankungen (Thomas, Paquola, and Muotri 2012; Terry and Devine 2019). Möglicherweise spielen die LINE-1-Retroelemente sogar eine zentrale Rolle in der Pathogenese neurodegenerativer Prionenerkrankungen (Lathe and Darlix 2020). Demnach wäre die Pathogenese von Prionenerkrankungen eben doch kein rein proteinpathologischer Vorgang, sondern würde auch ein Zusammenspiel zwischen Prionenproteinen und Nukleinsäuren enthalten. Das Prionenprotein ist (wie das retrovirale Gag-Protein, das wir von HIV kennen) ein nukleinsäurebindendes Protein.

Folgende Elemente des menschlichen Genoms kommen für die reverse Transkription der modRNS in DNS in Frage (Kyriakopoulos et al. 2022):

- **Retrotransposons, wie LINE-1** sind mobile Elemente im menschlichen Genom, die für ihre Standortwechsel im menschlichen Genom den Zwischenschritt der reversen Transkription haben. Die wichtigsten Retrotransposons sind „Long Interspersed Elements (LINEs)", die etwa 20% des menschlichen Genoms ausmachen und „Short Interspersed Elements (SINEs)" die etwa 13% des menschlichen Genoms ausmachen, darunter sogenannte Alu-Elemente.
- **Humane Endogene Retroviren (HERVs).** Wie der Name schon sagt sind dies retrovirale Sequenzen, die sich ins humane Genom eingenistet haben und etwa 9% des menschlichen Genoms ausmachen. Obgleich die meisten HERVS transkriptionsdefekt sind und keine Funktionen ausüben, gibt es auch immer wieder funktionelle HERVS. Prinzipiell ist auch reverse Transkription unter HERV-Beteiligung denkbar.
- **Polymerase Theta**, eine erst kürzlich entdeckte humane reverse Transkriptase mit einer mit HIV vergleichbaren reversen Transkriptaseaktivität (Chandramouly et al. 2021). Die reverse Transkription ist hierbei Teil eines DNS-Reparaturmechanismus.

- **DNS-Reparaturmechanismen,** bei denen die reverse Transkription prozeduraler Teil der Reparatur ist (Aguilera and Gaillard 2014).

Reverse Transkriptionen viraler RNS-Sequenzen sind normal

In menschlichen Zellkulturen wurde die reverse Transkription von SARS-CoV-2-RNS in DNS mit nachfolgender genomischer Integration bereits bewiesen. Die Lage von LINE-1-Erkennungssequenzen in den Integrationsabschnitten zeigte an, dass der Prozess höchstwahrscheinlich durch die LINE-1-Retrotransposons bewerkstelligt wurde (Zhang, Richards, et al. 2021). Die reverse Transkription der spikecodierenden Corona-„Impf" modRNS wurde in menschlichen Leberzellen bereits nachgewiesen (Alden et al. 2022).

Bei Retroviren wie dem HI-Virus ist die reverse Transkription der viralen RNS in DNS ein anerkannter essentieller Bestandteil des Vermehrungszyklus für den das Virus selbst das Schlüsselenzym, die reverse Transkriptase, mitbringt. Obgleich die RNS eines Nicht-Retro-RNS-Virus, wie des SARS-Cov-2-Virus ursprünglich nicht für die reverse Transkription „gedacht" war, muss man wohl davon ausgehen, dass virale RNS, wie die des SARS-CoV-2-Virus revers transkribiert und ins Zellgenom eingebaut wird. Die Interaktion zwischen allen Formen der RNS, auch der viralen RNS und der menschlichen DNS, ist kein Ausnahmeereignis, sondern vielmehr ein natürliches Phänomen in der menschlichen Existenz, welches auch zur genetischen Flexibilität und Biodiversität der Eukaryoten wertvolle Beiträge leistet (Pittoggi et al. 2006; Ryan 2009).

Die schiere Omnipräsenz stattfindender reverser Transkriptionen in menschlichen Zellen und die vielen viralen Sequenzen im „Bestandsgenom" eines jeden Menschen, welche früher stattgehabte reverse Transkriptions- und Integrationsereignisse beweisen, zeigen, dass die Gefahr der Insertion der mit den Corona-„Impfungen" verimpften das Spikeprotein codierenden Sequenzen bei den mRNS-„Impfstoffen" genauso real ist wie bei den Vektor„impfstoffen".

HERV-W bildet Synzytin – essenziell für die Einnistung zu Beginn der Schwangerschaft

Es gibt mindestens ein Beispiel eines HERV mit einer für die menschliche Entwicklung notwendigen Funktion: HERV-W kodiert für Synzytin 1, das für die Fusion der Zellmembranen bei der Bildung der Synzytien der feto-plazentaren Junktionszone der Plazenta unerlässlich ist (Blond et al. 2000; Mi et al. 2000). Ohne HERV-W keine Embryo-Einnistung, ohne HERV-W keine Kinder. HERV-W bleibt deshalb in der Evolution über Generationen konserviert.

Auch das ebenfalls für die Plazentabildung notwendige Synzytin 2 wird von einem HERV codiert (Blaise et al. 2003; Bonnaud et al. 2004). Bei beiden HERV-Sequenzen, die für die Plazentabildung notwendige Synzytin-Proteine codieren, handelt es sich um env-Sequenzen. Env steht für „envelope" und bezeichnet bei einem Virus die Hülle, welche bei der Wirtszellinvasion die Membranen des Virus mit der der Zelle fusioniert. Schon vor Beginn der Corona-„Impf"kampagne hat Wolfgang Wodarg, Arzt und ehemaliger Europaparlamentarier, auf Strukturähnlichkeiten zwischen Synzytin und den Spikeproteinen hingewiesen.

Riesenzellformationen und Synzytienbildung

In mehreren Publikationen wurde gezeigt, dass das Spikeprotein die Fusion von Spike- und ACE2-exprimierenden Zellen induziert. Es bilden sich mehrkernige Riesenzellen und sogenannte Synzytien, also großflächige Gebilde aus miteinander verschmolzenen Zellen (Ma et al. 2021; Lazebnik 2021). In diesen Synzytien werden die Zellkerne wie bei einer Mitose geteilt, jedoch bleiben die Ausbildungen separater Membranhüllen aus und es finden sich in derselben immer größer werdenden Hülle immer mehr Zellkerne. Die recht chaotisch und unkontrolliert ablaufenden Zellkernteilungen bieten viele Gelegenheiten zum Einbau und Fehleinbau von Fremdsequenzen (Ren et al. 2021). Es ist also auch davon auszugehen, dass in solchen Fremdkörperriesenzellen und Synzytien eine hohe Insertionsmutagenesewahrscheinlichkeit für die modRNS in DNS mit genomischem Einbau besteht. Dies ist bedenklich, auch angesichts der Tatsache, dass das

Spikeprotein selbst DNS-toxische Wirkungen zu haben scheint. Die S2-Untereinheit des Spikeproteins interagiert mit BRCA und p53 und scheint deren krebsprotektive Wirkung zu schädigen (Singh and Bharara Singh 2020). Spikebetroffene Zellen setzen jedoch ihre Mitoseaktivitäten fort, auch mit nicht reparierten DNS-Brüchen in den Chromosomen und somit einem erhöhten Krebsentstehungsrisiko(Brown and Baltimore 2003).

Solche Synzytien unterliegen letztendlich dem Zelltod durch „Pyroptose", wodurch entzündliche Prozesse angeheizt werden, da die Pyroptose eine hochentzündliche Form des Zelltods beschreibt (Ma et al. 2021). Die dabei ablaufenden immuninflammatorischen Prozesse sind in einem Review beschrieben, der die Pyroptose als eine Form des Zelltods darstellt, der krebshemmend und in der Krebsbekämpfung von Bedeutung ist (Tan et al. 2021). Allerdings sind die in den Synzytien stattfindenden Proliferations-, Entzündungs-, und DNS-Schädigungs- und Reparaturprozesse durchaus mit einem lokalen Gewebsentartungsrisiko verbunden. Es scheint auch plausibel, dass eine derartige Zell-Überaktivierung mit DNS-Aktivierung, DNS-Umbau- und Reparaturprozessen zu Zellverschleiß- und Alterserscheinungen führt (Yousefzadeh, Henpita, et al. 2021).

Polymerase Theta – effiziente, aber fehleranfällige reverse Transkription

Die reverse Transkriptaseeffizienz der Polymerase Theta ist sehr hoch, ähnlich effizient wie die von Retroviren (Chandramouly et al. 2021). Allerdings ist die Polymerase Theta sehr fehleranfällig. Des Weiteren wird sie insbesondere in Geweben mit starken DNS-Schäden (z.B. Tumoren) aktiv (van Schendel et al. 2015; Wood and Doublie 2016), jedoch eher spät im Zellzyklus (Yu et al. 2020). Das Ergebnis sind fehlerhaft arbeitende Zellen, die jedoch durch die Reparatur überlebt haben und für den Organismus eher nachteilig sind, z.B. durch die hohe Entartungstendenz. In einer Zelle, die durch die modRNS zur Spikeproduktion in großen Mengen angeregt wird, verursacht das Spikeprotein Stresszustände mit DNS-Schäden, Strangbrüchen und beschleunigter Zellalterung. Kurzum ein Zustand, in dem die Polymerase-Theta-Aktivität aufblüht (Feng et al. 2019).

Genomische Integration des Spikegens insbesondere in mitotisch aktiven Geweben

Gelegenheiten für den Einbau der SARS-CoV-2-RNS bzw. der modRNS der Corona-„Impfungen" ergeben sich am ehesten, wenn gerade viele Transkriptionsvorgänge und reverse Transkriptionsvorgänge in einer Zelle bzw. einem Gewebe stattfinden. Dies ist bei sich gerade teilenden Zellen der Fall. Für sich gerade nicht teilende Zellen ist die Insertionsmutagenesewahrscheinlichkeit (Erbuguteinbauwahrscheinlichkeit) als gering zu sehen. Lymphknoten zeichnen sich durch eine hohe Zellteilungsaktivität aus. Hier finden sich viele teilungsfreudige und formbare unreife Vorläuferstammzellen, bei denen der Einbau neu eingebrachter RNS durch hohe Zellteilungs- und Proliferationsaktivität erleichtert wird (Capece and Kim 2016).

Die durch die Corona-„Impfungen" eingebrachte synthetische modRNS erreicht nach Injektion innerhalb von Minuten die ersten Lymphknoten; im Abflussgebiet der Injektionsstelle für den Oberarm wären dies die Axillar- und die Pektorallymphknoten (Ols and Lore 2019). Übrigens drainieren diese Lymphknoten in den linken und rechten Hauptlymphgang kurz vor dessen Mündung in die großen Hohlvenen oberhalb des Herzens. Selbst wenn keine Blutgefäße bei der Injektion der Corona-„Impfung" punktiert werden, kommt es früher oder später zu einem Übertritt von Teilen der injizierten Substanzen in die Blutbahn.

Kinder im Wachstum tragen ein höheres Risiko der Insertionsmutagenese

Generell ist also die Insertionsmutagenesewahrscheinlichkeit in Geweben mit reger Zellteilungsaktivität und Auf- und Umbaugeschehen besonders hoch. Kinder sind permanent im Wachstum, sodass in deren Zellen und Geweben eine besonders hohe Zellteilungsaktivität mit regem Umsatz des wachsenden Gewebes vorliegt. Die Wahrscheinlichkeit, dass die in nach der Corona-„Impfung" in rauen Mengen produzierte Spike-modRNS zu DNS umgeschrieben und ins Genom integriert wird, muss demnach bei Kindern besonders hoch sein.

Selbiges trifft auf den Fetus und den Embryo zu (auch schon in den Frühstadien, beginnend mit der ersten mitotischen Teilung der befruchteten Eizelle). Somit kommen wir zu der Frage, ob die modRNS sich im menschlichen Genom festsetzen wird und im Nachwuchs „Geimpfter" zu erwarten ist (Kyriakopoulos et al. 2022). Wenn eine genetische Sequenz in der befruchteten Eizelle ins Genom integriert wird, wird sich diese Sequenz in allen Zellen und Geweben des heranwachsenden Organismus wiederfinden. Bei einem späteren Einbau ist dies nicht der Fall und es gibt dann Körperzellen, die diese Sequenz enthalten und solche, die sie nicht enthalten. Man spricht dann von einem Mosaik.

Einbau spikecodierender Sequenzen in Keimzellen und Übergang in die nächste Generation

Wie oben ausgeführt ist davon auszugehen, dass sich die Lipidnanopartikel der Corona-„Impfungen" im ganzen Körper ausbreiten und auch die Hoden und die Ovarien erreichen. Hier finden sich Spermien und Eizellen, also die Keimzellen. Wenn ein Spermium eine Eizelle befruchtet und diese sich in der Uteruswand einnistet, wächst ein neuer Mensch heran. Die genetische Ausstattung dieses Menschen besteht aus 50% des paternalen Genoms, welches im Spermium verpackt war, und aus 50% aus des maternalen Genoms der Eizelle. Wenn eine der beiden Keimzellen – Spermium oder Eizelle – die in der modRNS der Corona-„Impfungen" codierten Erbanlagen zur Bildung des Spikeproteins enthielt, wird auch das heranwachsende Kind diese Anlage tragen, potenziell in jeder Körperzelle, da die befruchtetet Eizelle ja das Ausgangsgenom darstellt. Es sind aber auch Mosaikszenarien denkbar, in denen nicht jede Körperzelle das Spike-Gen enthält, wenn dieses in Form eines Plasmids in die Keimbahn übergegangen ist und nicht ins chromosomale Genom eingebaut wurde.

Reverse Transkription in Spermien und Eizellen

Das oben beschriebene LINE-1-Element, welches zur Retrotranskription fähig ist, macht 20% des menschlichen Genoms aus und wird besonders stark in Spermienzellen exprimiert. Spermien können RNS revers in DNS umzuschreiben und in Form von Plasmiden in die befruchtete Eizelle einbringen, wie anhand von Mäusesperma demonstriert wurde (Pittoggi et al. 2006). Bei weiteren Zellteilungen können die Plasmide in viele Zellen des heranwachsenden Embryos gelangen. Auch die in menschlichen Zellkulturen nachgewiesene reverse Transkription von SARS-CoV-2-mRNS in DNS mit genomischer Integration erfolgte höchstwahrscheinlich durch LINE-1-Elemente (Zhang, Richards, et al. 2021).

Auch in Eizellen gibt es LINE-1-Elemente (Belancio et al. 2010). Wenn die modRNS der Corona-„Impfungen" durch die „Impf"-Lipidnanopartikel oder Exosomen in die Hoden oder die Ovarien gelangen, erscheint die reverse Transkription dieser spikecodierenden modRNS sehr wahrscheinlich (Domazet-Loso 2022).

ACE2-Rezeptoren, also die Rezeptoren, an die das Spikeprotein bindet, um dem SARS-CoV-2-Virus den Zelleintritt zu ermöglichen, finden sich in den Ovarien und den Hoden in hohen Konzentrationen (Salamanna et al. 2020). Entscheidender für einen möglichen Keimbahneintrag revers transkribierter modRNS ist jedoch, ob die modRNS in den „Impf"-Lipidnanopartikel der Corona-„Impfungen" oder in Exosomen die Spermien in den Hoden oder die Eizellen in den Ovarien erreichen. Es spricht viel dafür, dass die Lipidnanopartikel der Corona-„Impfungen" sich in den Ovarien anreichern, wie dies von Robert Malone, der als Vater der modRNS-Technologie gilt, gegenüber der Organisation „Children's Health Defense" gesagt wurde (Malone and Redshaw 2021). Malone bezog sich auf eine japanische Bioverteilungsstudie. Leider können wir keine Dokumente in japanischer Sprache lesen und können deshalb die Information nicht in der Ursprungsquelle verifizieren.

Wie bereits im Absatz über die mögliche Streuung der Corona-„Impfungen" erwähnt, wurde in den Pfizer-Zulassungsstudien dem möglichen Übergang des Studienprodukts – der BioNTech/Pfizer-Corona-„Impfung" – auf Schwangere auf den Seiten 66-69 des Dokuments besonders viel

Aufmerksamkeit gewidmet. Eine Exposition gegenüber dem Studienprodukt während der Schwangerschaft galt als schwerwiegend unerwünschtes Ereignis (Pfizer. 2022). Auch eine Exposition Schwangerer gegenüber geimpften Familienmitgliedern wurde als schwerwiegend unerwünschtes Ereignis gewertet.

Dennoch wurden Schwangere sogar gezielt in Kampagnen des Bundesgesundheitsministeriums und der Bundesregierung zur Corona-„Impfung" aufgerufen.

Große Mengen Plasmid DNS Verunreinigung können auch ohne reverse Transkription zur Genomintegration führen

Inzwischen wurde experimentell bewiesen, dass die Corona-modRNS-„Impfungen" von Moderna und BioNTech nicht nur wie beabsichtigt die modRNS für das Spike Protein enthalten, sondern zudem große Mengen doppelsträngiger DNS. Hierbei handelt es sich um Reste der Plasmid-Vektoren inklusive ihrer SV40-Promotorsequenzen. Von diesen wurde die Spike-kodierende modRNS im Produktionsprozess abgeschrieben, allerdings ist es verstörend, dass diese Plasmid DNS offenbar nicht entfernt wurde (McKernan et al. 2023).

Dies macht unsere Spekulationen über den Einbau der modRNS mittels reverser Transkription nicht irrelevant, sondern addiert lediglich einen weiteren Mechanismus, der Integration Spike-kodierender Erbgutsequenzen ins Genom, nämlich der direkten Integration der DNS-Sequenzen, die als Matritze für die modRNS Produktion dienten. Bei Integration in Spermien oder Eizellen kommt es auch hierbei zur Weitergabe der Spike-Anlage an die nächste Generation. Die SV40 Promotorsequenzen können ebenfalls zu Nebenwirkungen führen, z.B. Krebs, wenn sie an ungünstiger Stelle eingebaut werden und die Produktion eines Onkogens induzieren.

Während Spermien im männlichen Hoden immer wieder neu produziert werden, werden alle Eizellen in der Embryonalentwicklung angelegt. Ein weibliches Baby kommt also mit allen im Leben zur Verfügung stehenden Eizellen zur Welt. Wenn die Spike Anlagen in die Spermien übergegangen sind, kann man noch hoffen, dass sie sich nach einigen Spermatogenesezyklen wieder verlieren (Dauer einer Spermatogenese 2-3 Monate). Bei den Eizellen ist die Wahrscheinlichkeit, dass die Anlage persistiert höher, da diese keine Neubildungszyklen durchlaufen.

Fazit: Die Spike-Anlage der Corona-„Impfungen" wird in die Evolution integriert werden

Die Behauptung, dass die RNS von RNS-Viren, die keine Retroviren sind, nicht in die Wirtszell-DNS integriert werden könne, ist falsch. Bei den Sicherheitserwägungen zu den neuen modRNS-„Impfungen" wird aber die Gefahr der reversen Transkription mit Integration ins Wirtszellgenom schlichtweg geleugnet (Pardi et al. 2018). Schon vor mehr als zehn Jahren konnte der Einbau revers transkribierter RNS eines nicht-retroviralen RNS-Virus, (des lymphozytischen Choriomeningitisvirus) durch Retrotransposons (nämlich der intra-zisternalen A-Typ Retrotransposons – IAP) in das Genom der Wirtszelle experimentell gezeigt werden (Geuking et al. 2009).

Und warum sollten die Hoden und die Ovarien von den Lipidnanopartikeln und den Exosomen nicht erreicht werden? Es ist davon auszugehen, dass inzwischen viele Kinder geboren wurden, die spikeproduzierende Körperzellen haben, ohne dass die Spikeproteine vom Immunsystem als fremd angesehen werden. Immerhin hätten diese Kinder dann wohl auch keine Spike-bedingten Autoimmunkrankheiten zu erwarten, da das Spike Protein vom Immunsystem von Anfang an als körpereigen wahrgenommen wird. Inwiefern andere Spike-Schadmechanismen wie die Störung der ACE2-Achse zur Geltung kommen wird die Zukunft zeigen. Ob Menschen mit angeborener Spikeproteinproduktion dann das Spikeprotein in hohen Mengen ausscheiden und ob dies ein Problem für die Umgebung sein könnte, muss ebenfalls die Zukunft zeigen.

XII. Geburtenrückgang, Totgeburten und corona-„impf"bedingte Embryonal- und Fetalschäden

Analysen der menschlichen Geburtenraten in den Jahren 2021 und 2022 sind im Internet sehr schwer zu finden. Allerdings ist ein deutlicher Einbruch der Geburtenraten in (zeitlicher) Folge zu den Corona-„Impf"kampagnen anzumerken. Ich zitiere hier eine diesbezügliche Analyse der Situation in der Schweiz, in der Hoffnung, dass der Link gültig bleibt (Pfeiffer 2022). Auch in der Schweizer Wochenzeitung „Die Weltwoche" wird man zum Thema Fertilitätseinbruch fündig (Beck 2022; Millius 2022), leider jedoch nur hinter einer Bezahlschranke.

Eine Analyse von Daten des Deutschen Statistischen Bundesamtes, die in einem Symposiumvortrag referiert wurde, zeigt ebenfalls eine unübersehbare zeitliche Korrelation zwischen den Corona-„Impf"-kampagnen und einem Einbruch der Geburtenraten in Deutschland. Der Vortrag ist mit den Suchwörtern „Bergholz" und „Lahnstein" zu finden; die entsprechende Analyse wird ab Minute 18:27 dargestellt (https://www.youtube.com/watch?v=vZBZL5CXQJ4).

Inzwischen wird der Fertilitätsrückgang in Deutschland und in Schweden in einer offiziellen Veröffentlichung des Bundesinstitut für Bevölkerungsforschung berichtet (Bujard and Andersson 2022). Auch wurde die mit einem Abstand von neun Monaten statistisch nachweisbare Assoziation zwischen Beginn der Regierungs-„Impf"kampagne für reproduktiv relevante Altersgruppen im April 2021 und einem plötzlichen Abfall der Zahl der Lebendgeburten im Januar 2022 in einem etablierten Wissenschaftsjournal berichtet (Steger and Bergholz 2023). Dabei wurde auch darauf verwiesen, dass gemäß den Berichten über unerwünschte Nebenwirkungen der hemmende Effekt von Corona-„Impfungen" auf die weibliche Fertilität etwa hundertmal bedeutsamer sein dürfte als der auf die männliche Fertilität.

Was liegt mechanistisch diesem eklatanten Fertilitätseinbruch infolge der Corona-„Impfungen" zu Grunde?

Corona-„Impfung" verschlechtert Spermienqualität

Eine israelische Studie konnte einen Rückgang der Spermienkonzentration und deren Beweglichkeit nach Corona-„Impfungen" mit dem Pfizer-BioNtech-„Impfstoff" feststellen (Gat et al. 2022). Dies würde einen Rückgang erfolgreicher Befruchtungen erklären. ACE2-Rezeptoren, also die Zielrezeptoren für die Rezeptorbindestelle des Spikeproteins, werden in verschiedenen Zellen des Hodens exprimiert, darunter die testosteronproduzierenden Leydig-Zellen, die Sertoli-Zellen sowie die Spermatogonien und Spermatozoen (Wang and Xu 2020; Aitken 2021).

Bei nach Corona-„Impfung" verstorbenen Männern im fortpflanzungsfähigen Alter haben die Pathologen Burkhardt und Lang Störungen der Spermatogenese, insbesondere Schichtungsanomalien der physiologischen Ausreifungsordnung der Spermien im Keimepithel der Hodenkanälchen, beobachtet. Immunhistochemische Untersuchungen auf das Spikeprotein zeigten Markierungen im Hoden, vorwiegend der Spermatogonien, die sich oft untypischerweise im Lumen fanden, statt basal.

Corona-„impf"bedingte Embryonal- bzw. Fetalschädigung

Es gibt aber auch tierexperimentelle Anhaltspunkte für eine Corona-„impf"bedingte Embryonal- bzw. Fetalschädigung durch von Anti-Spike-Antikörpern-abhängige Autoimmunattacken gegen fetale Zellen und Gewebe:

Im Tierversuch wurden Anti-Spike-IgGs ins Peritoneum schwangerer Mäuseweibchen injiziert und führten zu schweren Gesundheitsschäden bei den Nachkommen, wie Herzblutungen, Gehirnentzündungen und akute Nierentubulusschäden; viele Mäuse kamen tot zur Welt. Die Autoren nannten den zugrunde liegenden Autoimmunmechanismus „Antibody Dependant Auto Attack (ADAA)": Eigentlich gegen das Spikeprotein gerichtete Antikörper binden an insbesondere fetale Zellen und induzieren einen Autoimmunangriff gegen diese (Wang, Chen, et al. 2021).

Auch werden nach Corona-„Impfungen" sogenannte Antiphospholipid-Antikörper gefunden (Talotta and Robertson 2021). Diese sind eine bekannte Thrombophilieursache und erhöhen in der Schwangerschaft das Risiko für Plazentainfarkte mit intrauterinem Fruchttod.

Mögliche Reduktion der zukünftigen Fruchtbarkeit weiblicher Föten in utero

ACE2-Rezeptoren, also die Rezeptoren, an die das Spikeprotein bindet und deren Funktionsstörung zu erheblichen Störungen der Zell- und Gewebshomöostase führen, finden sich in den Ovarien, der Uterusschleimhaut, der Vagina und auch der Plazenta (Jing et al. 2020). Burkhardt und Lang beobachteten in Uterusschleimhautbiopsaten einer Frau mit schweren Blutungsstörungen nach Corona-„Impfungen" eine ungewöhnliche lymphfollikuläre Endometritis im direkten Kontakt mit Spikeprotein exprimierenden Drüsenkomplexen.

Eizellen werden im Gegensatz zu Spermienzellen nicht ständig neu gebildet, sondern während der Entwicklung des weiblichen Fötus im Uterus angelegt. Einflüsse auf die Ovarien des Fötus und die darin sich entwickelnden Eizellen können also auf die spätere Fruchtbarkeit der erwachsenen Frau Einfluss nehmen. Auch in den sich entwickelnden Ovarien sind reichlich ACE2-Rezeptoren vertreten (Kong et al. 2021). Sollten die Spikeeinwirkungen – Corona-„impf"bedingt oder durch SARS-CoV-2 – die sich entwickelnden Eizellen schädigen und die Fruchtbarkeit heranwachsender weiblicher Föten reduzieren (Solis-Moreira 2021), würde sich das erst in mehr als 15 Jahren auf die Geburtenzahlen auswirken und in Statistiken sichtbar werden, wenn die entsprechenden Geburtskohorten ins Fortpflanzungsalter kommen.

Membranfusion als funktionelle Ähnlichkeit zwischen Synzytin und dem Spikeprotein

Schon im Jahr 2020, bevor die ersten die Spikeproduktion induzierenden Impfungen eingeführt wurden, gab es Bedenken, das Spikeprotein könne die Einnistung und somit die Schwangerschaft stören, da es strukturelle Ähnlichkeiten mit den HERV-kodierten Proteinen Synzytin 1 oder 2 habe, was zu Autoimmunreaktionen gegen Synzytin 1 oder 2 führen kann. Synzytin 1 oder 2 sind für die Plazentabildung bei der Einnistung des Fötus unerlässlich. Die entsprechenden Artikel sind derzeit mit konventionellen Suchen im Internet kaum zu finden, dafür gibt es zahlreiche Artikel, die Gegenargumente gegen diese Bedenken anführen. Demnach seien die Ähnlichkeiten gering und es finden sich angeblich nur wenig Sequenzhomologien (Kloc et al. 2021).

Allerdings weisen wir auf die funktionellen Parallelen zwischen dem Spikeprotein und den beiden für die Plazentabildung notwendigen Proteinen Synzytin 1 und Synzytin 2 hin: Beide bewerkstelligen einen Fusionsprozess von Zellmembranen. Passend dazu handelt es sich bei den Synzytin 1 und 2 codierenden Sequenzen um env-Sequenzen, also Sequenzen für Virushüllbestandteile, welche bei der Wirtszellinvasion die Membran des Virus mit der Membran der Zelle fusionieren. Auch das Spikeprotein hat ähnliche Aufgaben für das SARS-CoV-2-Virus und kann die Fusion von Membranen induzieren und Synzytien bilden (Lazebnik 2021). Zu dieser funktionellen Parallele passt auch die bei Synzytin und Spike zu findende homotrimere Sekundärstruktur (Hewitt 2022).

Rheologische Störungen wie erhöhte Thromboseneigung gefährden Schwangerschaften

Nach Corona-„Impfungen" kann es zu erheblichen Störungen des Blutflusses und der Blutgerinnungsbalance kommen. Solche Störungen können jede Schwangerschaft gefährden, z.B. durch thrombotische Unterbrechung des maternoplazentofetalen Blutflusses. Wie in den vorhergehenden Kapiteln klar wurde, kann es nach Corona-„Impfungen" zu allen drei

Erscheinungsformen der Virchow-Trias der Thromboseentstehung mit Verletzungen der Gefäßinnenwand, Blutgerinnungsstörungen und verlangsamtem Blutfluss kommen (Ahmed, Zimba, and Gasparyan 2020; Carbillon et al. 2021).

Maternofetale transplazentare Übertragung von autoimmunreaktiven Antikörpern

Der maternofetale Übergang von Antikörpern der Mutter auf das Baby ist ein wohlbekanntes Phänomen und verleiht dem Kind, dessen adaptives Immunsystem noch nicht ausgereift ist, einen „Nestschutz". Leider gehen auch schädliche Antikörper auf das Kind über. Von viralen Infekten wie Influenza und RSV ist bekannt, dass maternofetal übertragene Antikörper ein ADE-Syndrom (antikörperabhängiges Verstärkungsphänomen) beim Baby auslösen können (van Erp et al. 2017; Smatti, Al Thani, and Yassine 2018). Die Ausprägung eines multiinflammatorischen Syndroms beim Kind (MIS-C) könnte durch Bindung maternofetal übertragener Antikörper an den Fc-Rezeptor von Mastzellen und deren Degranulierung mit Histaminausschüttung ausgelöst werden (Ricke et al. 2020; Ricke 2021).

Schwangerschafts- und Menstruationszyklusstörungen nach Corona-„Impfungen"

Ein Vergleich der nach Corona-„Impfungen" berichteten schwangerschafts-assoziierten unerwünschten Nebenwirkungen in der amerikanischen VAERS-Datenbank von 1998 bis Mitte 2022 mit denen nach Influenzaimpfungen zeigt einen nicht übersehbaren Anstieg der unerwünschten Nebenwirkungen in der Corona-„Impf"gruppe, oftmals mit für das Kind tödlichen Schwangerschaftskomplikationen (Thorp et al. 2022; Mayer 2023):

- Menstruationsanomalien
- Fehlgeburten
- fötale Chromosomenanomalien

- fötale Missbildungen
- fötale zystische Hygrome
- fötale Herzentwicklungsstörungen
- fötale Herzrhythmusstörungen
- fötaler Herzstillstand
- fötale vaskuläre Malperfusion
- fötale Wachstumsanomalien
- fötale Thrombosen der Plazenta
- niedrige Fruchtwassermenge
- Präeklampsie
- Frühgeburt
- vorzeitiger Blasensprung (Ruptur)
- fötaler Tod/Totgeburt
- vorzeitiger Kindstod

Dies deckt sich mit anekdotischen Berichten aus der Geburtshilfe, dass man dort kaum noch normale Geburten erlebe. Die Vielfalt der Schwangerschaftsschäden lässt auch an vielfältige zugrunde liegende Schadmechanismen denken. Ein inzwischen vertrautes Schädigungsmuster bei erwachsenen Corona-„Impf"geschädigten sind die Gefäßschäden durch Autoimmunreaktionen gegen das Spikeprotein, die Spiketoxizität und die Schädigung der gefäßprotektiven ACE2-Rezeptoren. Eines der komplexesten Gefäßsysteme dürfte der plazentofetale Kreislauf sein, zumal dieser über die neun Monate der Schwangerschaft ständig aus- und umgebaut wird. Dass entzündliche Gefäßwandschäden hier besonders folgenreich sein können, liegt auf der Hand.

Tatsächlich konnten Burkhardt und Lang in einer Plazenta nach Totgeburt in der 37. SSW – bei Impfung vor Konzeption- Spikeprotein sowohl maternal als auch fetal nachweisen.

XIII. Mögliche Mechanismen der Kanzerogenität

Die Anzeichen ob und in welchem Ausmaß Corona-„Impfungen" das Risiko für Krebserkrankungen erhöhen, sind am ehesten epidemiologischen Daten zu entnehmen. Solange selbst bei der Feststellung des stärksten Endpunktes, des Todes, keine routinemäßige Aufzeichnung der vorherigen Corona-„Impf"geschichte erfolgt, geschweige denn in irgendwelchen Krebsregistern, werden aus Routinegesundheitsdaten keine umfassenden diesbezüglich auswertbaren Registerdatensätze entstehen.

Bei pathohistologischen Untersuchungen können entartete Zellen und Gewebe morphologisch erfasst und beurteilt werden. Allerdings dürfen wir nicht erwarten, dass sich aus der Histopathomorphologie von Tumoren Rückschlüsse auf eventuell bestehende Kausalzusammenhänge zu den Corona-„Impfungen" ziehen lassen. Selbst wenn immunhistochemisch Spikeproteine im Tumorgewebe oder in benachbarten Zellen markiert werden können, lässt sich (bislang zumindest) nicht schließen, ob diese Spikeexpression (oder allgemeiner die Corona-„Impfungen") zur Tumorgenese beigetragen haben.

Die Literaturrecherche zum Thema Krebserkrankungen nach Corona-„Impfungen" erscheint besonders mühsam. Neben den üblichen Faktenchecker-Artikeln, die mit einer erstaunlichen Überzeugung versichern, dass die Corona-„Impfungen" nicht kanzerogen sind, werden die Abfragen mit Artikeln über die potenziellen Krebstherapien auf Basis der Corona-„Impf"technologie überschüttet.

Allerdings erhärten sich trotz all dieses informationstechnischen Hintergrundrauschens die Anzeichen für eine kanzerogene Wirkung der Corona-„Impfungen", und zwar hinsichtlich

1) der Krebsneuentstehung,

2) der Krebsrückfallinduktion bei in Remission befindlicher Krebserkrankung und

3) der Krebsprogression bei bestehenden Krebserkrankungen („Turbo-krebs")

Aufgrund des oben beschriebenen jämmerlichen Zustandes der globalen Wissenschaftskultur wird „anekdotische" Information wichtig, also Berichte von Ärzten und Pflegern, denen auffällt, dass sie seit Neuestem ungewöhnlich viele Krebsneuerkrankungen, Krebsrückfälle und „Turbo-krebs"-Verläufe beobachten (Mayer 2022a).

Eine auf Brustkrebspathologie spezialisierte Pathologin hat seit Beginn der Corona-„Impf"kampagne beobachtet, dass „häufiger als früher jüngere Patientinnen von Brustkrebs betroffen zu sein scheinen, die Tumoren größer zu sein scheinen sowie schneller und aggressiver wachsen. Patienten, die vor Jahren an Brustkrebs erkrankt waren, bekommen wenige Monate nach der letzten modRNS-Injektion Rezidive, nicht selten bereits mit Metastasen in mehreren Organen" (Krüger 2022). Bemerkenswert sind im Corona-„Impf"zusammenhang auch Fälle von beobachteten Sarkomen an der Einstichstelle (Wells 2022).

Aufgrund der Vielfalt von Krebserkrankungen und der individuell erheblich unterschiedlichen Verlaufsformen kann die Thematik hier ohnehin nur angerissen werden, und wenn die Corona-„Impfungen" sich tatsächlich als kanzerogen herausstellen, ist davon auszugehen, dass in den nächsten Jahrzehnten die Krebsforschung ausgeweitet werden wird und ganz neue Forschungslandschaften um das Thema Corona-„Impf"krebs entstehen werden.

Molekularbiologische und Immunologische Krebsrisikofaktoren der Corona-„Impfungen"

Dennoch gibt es einige molekularbiologische und immunologische Argumente für eine kanzerogene bzw. das Krebsrisiko erhöhende Wirkung der Corona-„Impfungen":

1) Störung von DNS-Reparaturmechanismen
2) Beeinflussung von Tumorgenen

3) mögliche, noch nicht bekannte neue Tumorentstehungsmechanismen nach Corona-„Impfungen", z.B.

    a. Zellentartung bei chronisch-entzündlichen Erkrankungen, z.B. durch Corona-„Impf"induzierte Autoimmunprozesse

    b. potenzielle Kanzerogenität der in Geweben von nach Corona-„Impfung" immer wieder gefundenen mikroskopisch braun-kristallin-stäbchenförmig imponierenden Einlagerungen

    c. „Lymphozytenamok" mit Pseudolymphombildung mit potenzieller maligner Entartung

4) Suppression der angeborenen Immunität und damit verminderte Kontrolle entarteter Zellen durch das Immunsystem

1) Störung von DNS-Reparaturmechanismen

In einer vielbeachteten Arbeit zeigten Wissenschaftler der Universität Stockholm in Zellkulturen, dass das Spikeprotein durch Hemmung der für die Antikörperproduktion bedeutsamen V(D)J-Rekombination die adaptive Immunität stören kann. Die V(D)J-Rekombination ist ein Prozess, bei dem die Bauanleitungselemente der Antikörper und der Rezeptoren der T- und B-Lymphozyten variantenreich verändert und Bauteile rekombiniert werden. Dieser Prozess ist also wichtig für die breite Aufstellung der Antigenerkennungs- und Bekämpfungsfähigkeiten des Immunsystems.

Die spikebedingte V(D)J-Rekombinationshemmung trat aufgrund einer Störung des bei der V(D)J-Rekombination zum Einsatz kommenden DNS-Reparaturmechanismus auf (Jiang and Mei 2021). Gestört wurde insbesondere die nicht-homologe Endverknüpfung durch das komplette Spikeprotein (nicht durch S1 oder S2 allein). Konkret dringt das Spikeprotein in den Zellkern vor und hindert dort die beiden Checkpunktproteine BRCA1 und 53BP1, die beide bei der homologen Rekombination und der nicht-homologen Endverknüpfung und somit bei der DNS-Reparatur gebraucht werden.

Eine Hemmung der Checkpunktproteine BRCA1 und 53BP1 lässt bei Krebsforschern alle Alarmglocken läuten, da dies gut bekannte Tumorgene sind. Wir gehen im nächsten Abschnitt näher auf die diesen Proteinen zugrunde liegenden Tumorgene ein.

Die Publikation wurde inzwischen zurückgezogen, da einer der Autoren Bedenken äußerte, ob der in der Studie verwendeten Methode, der gezogenen Schlüsse und der ungenügenden Anerkennung von Labormitarbeitern und Ressourcen. Früher wäre dies ein Grund gewesen, die Arbeit skeptisch zu betrachten, jedoch muss man in diesen Zeiten eher davon ausgehen, dass politischer Druck zum Rückzug dieser sehr viel beachteten Arbeit geführt hat.

Eine gestörte DNS-Reparatur erhöht das Krebsrisiko, da die Akkumulation von DNS-Läsionen und Mutationen karzinogene Transformationen mit sich bringt (Alberg et al. 2013; Kiwerska and Szyfter 2019).

Eine Publikation mit der Überschrift „Transcriptomic profiling of cardiac tissues from SARS-CoV-2 patients identifies DNA damage" [Transkriptomische Profilbildung kardialer Gewebe von SARS-CoV-2 Patienten identifiziert DNS-Schäden] nutzte den immunhistochemischen Nachweis des Spikeproteins im kardialen Gewebe von sieben mit SARS-CoV-2-Infektion Verstorbenen. SARS-CoV-2 selbst konnte nicht im kardialen Gewebe nachgewiesen werden. Unter anderem konnte bei den das Spikeprotein kardial exprimierenden Verstorbenen im Vergleich zu mit H1N1 Verstorbenen eine Hochregulierung von DNS-Bruch-, Schadens- und Reparaturgenen, zellulären Abnormalitätsgenen und Zellzyklusgenen, darunter Checkpunkt- und Signalgenen, festgestellt werden. Passend zu diesem Trend der Hochregulierung von zu Zellschäden führenden Genen waren auch Zelltod und Zellvergreisungsgene hochreguliert (Kulasinghe et al. 2022). Wenn diese Effekte alle spikebedingt waren, muss davon ausgegangen werden, dass diese auch durch die Corona-„Impfungen" aufgrund der hierbei eintretenden zellulären Spike-Überproduktion möglicherweise sogar in stärkerem Ausmaß auftreten als nach SARS-CoV-2-Infektion.

2) Beeinflussung von Tumorgenen

BRCA1, BRCA2 und p53 sind Gene, die bei der Tumorkontrolle wichtige Funktionen haben. In einer in-silico Studie (also einer Computersimulation) konnte gezeigt werden, dass die S2-Untereinheit des Spikeproteins mit BRCA1, BRCA2 und p53 interagiert (Singh and Bharara Singh 2020; Azakarian 2021).

BRCA1 und 2 stehen für **BR**east **CA**ncer 1 und 2. Beide spielen eine wichtige Rolle bei der Reparatur von DNA-Strangbrüchen und somit bei der Zellzykluskontrolle und der Verhinderung von Zellentartungen.

p53 kann den Zellzyklus unterbrechen und damit die Proliferation entarteter Zellen hemmen, also Zellen mit einem potenziell tumorösen Gendefekt. Stattdessen kommt es zu einer Korrektur oder der Einleitung des programmierten Zelltodes. Eine Hemmung von p53 durch SARS-CoV-2 wurde beschrieben (Stingi and Cirillo 2021), ebenso wie eine Reduktion der SARS-Coronavirusreplikation durch p53 (Ma-Lauer et al. 2016).

BRCA1 BRCA2 und **p53** gelten alle als Tumorsuppressorgene, also Gene, die das Tumorentstehungsrisiko reduzieren. Die Erforschung der in Computersimulationen vorhergesagten Interaktion der S2-Untereinheit des Spikeproteins und deren funktioneller Auswirkungen erscheint also dringend geboten, um mehr über potenzielle Zusammenhänge zwischen den die Spikeproteinproduktion induzierenden Corona-„Impfungen" und der Krebsentstehung zu erfahren. Die oben bereits zitierte und vielbeachtete Arbeit zur V(D)J-Rekombinationshemmung (Jiang and Mei 2021) zeigte auch, dass diese durch spikebedingte Behinderung der der beiden DNS-Reparatur-Checkpunktproteine BRCA1 und 53BP1 erfolgt.

3) Mögliche, noch nicht bekannte neue Tumorentstehungsmechanismen

Insbesondere in Alternativmedien, die man aufgrund der massiven Zensur der Fachmedien nicht außer Acht lassen kann, wird über alle möglichen Mechanismen spekuliert, wie Corona-„Impfungen" zur Krebsentstehung oder zur Progression von Krebserkrankungen führen. Hier sei davon abgesehen, diese Spekulationen im Einzelnen aufzugreifen, obgleich wir die Bedeutung von Alternativmedien für die wissenschaftliche Debatte würdigen. Den Pathologen Burkhardt und Lang fallen in den Geweben von nach Corona-„Impfungen" Verstorbenen Einlagerungen von bräunlich kristallinen, stäbchenförmigen Strukturen auf. Welche Langzeitfolgen diese bislang hinsichtlich ihrer Zusammensetzung noch nicht identifizierten Einlagerungen haben und ob diese auch kanzerogen sein könnten, ist noch vollkommen offen.

4) Suppression der angeborenen Immunität und damit verminderte Kontrolle entarteter Zellen durch das Immunsystem

Neben der Abwehr von Krankheitserregern spielt die „Fremderkennung" durch das Immunsystem auch eine wichtige Rolle bei der frühzeitigen Erkennung von entarteten Zellen und potenziellen Tumoren. In einer epochalen Publikation zu potenziellen Langzeitschäden der Corona-„Impfungen" spekulieren die Autoren über potenzielle Schädigungen im Typ-1-Interferonsystem durch die Corona-„Impfungen"und die hierdurch geschwächte körpereigene „Krebssurveillance" (Seneff, Nigh, et al. 2022).

XIV. Vorschnelles Altern als Folge der Corona-„Impfungen"?

Es gibt vermehrt Berichte über Beobachtungen, Corona-geimpfte Freunde, Verwandte und Bekannte, wirkten nach den Impfungen plötzlich ausgelaugt und alt. Ein solcher Eindruck kann trügerisch sein und auf einer autosuggestiven Täuschung beruhen. Sich der Corona-„Impfung" zu widersetzen, war oftmals ein schwerer Weg, der viele Nachteile mit sich brachte. Da liegt es einfach in der Natur des Menschen, sich selbst für die Standhaftigkeit belohnt sehen zu wollen. Diese Belohnung kann darin bestehen, sich selbst immer wieder aufzuzeigen, dass es die Mühe wert war und man vor schlimmen gesundheitlichen Folgen verschont wird. Im Folgenden wollen wir die wissenschaftlichen und pathohistologischen Anhaltspunkte, die für ein Corona-„impf"bedingtes vorschnelles Altern sprechen, zusammentragen.

Ein Rückblick auf die Kapitel dieses Buches und ein Zusammentragen der durch Corona-„Impf"spike bedingten Schäden und Krankheitsbilder enthält tatsächlich einige Anhaltspunkte für ein vorschnelles Altern. Ich beginne in diesem letzten Kapitel nicht mit den Literaturhinweisen, sondern mit den direkten Beobachtungen der Pathologen Burkhardt und Lang, die für ein vorschnelles Altern sprechen.

Für den Pathologen sichtbar: zerstörte elastische Fasern

Bei der mikroskopischen Untersuchung von Gewebeschnittpräparaten eines Verstorbenen sind Pathologen immer auf der Suche nach Anhaltspunkten zur Ermittlung der Todesursache. Bei nach Corona-„Impfung" Verstorbenen fiel zunächst eine Häufung von Rupturen der Aorta bei Medianekrose als unmittelbare Todesursache auf. Schäden an der Hauptschlagader (Aorta) können direkt zum Tode führen, wenn die Aortenwand reißt und der Tod durch inneres Verbluten in die Brust- oder Bauchhöhle oder- bei Dissektion der Wandschichten - in die Aortenwand eintritt.

Entsprechend ist den Pathologen Burkhardt und Lang die Zerstörung der elastischen Fasern bei nach Corona-„Impfung" Verstorbenen zuerst in den Gefäßwänden größerer arterieller Gefäße in lebenswichtigen Versorgungsbereichen aufgefallen.

Große Gefäße wie die Hauptschlagader haben viele regelmäßig angeordnete elastische Fasern, da sie keine steifen Rohre sind, sondern durch ihre Elastizität der mit dem Herzschlag wellenförmig erfolgenden Blutweiterleitung dienen. Mit Spezialfärbungen konnten die Zerstörungen der elastischen Fasern gut sichtbar gemacht werden. Zerstörte elastische Lamellen in Schnittpräparaten der Aorta hatten also die Aufmerksamkeit der Pathologen auf das Phänomen der „zerfransten" oder „disruptierten" elastischen Lamellen gelenkt und sie veranlasst, vermehrt entsprechende Färbungen der elastischen Lamellen in Schnittpräparaten durchzuführen. Hierbei zeigten sich Zerstörungen der elastischen Lamellen auch in mittelgroßen Arterien wie den vital wichtigen Koronararterien. Aber auch an kleineren, peripheren Gefäßen, v.a. des Gehirns konnten Schäden an elastischen Fasern, mit oder ohne Blutungen, festgestellt werden.

Schließlich zeigten sich auch Zerstörungen an elastischen Fasern in Biopsien von nach Corona-„Impfungen" Erkrankten. Meist sind dies Hautbiopsien. Auch in der Haut gibt es elastische Fasern, die für die Struktur der Haut bedeutsam sind. Man unterscheidet ein unmittelbar subepitheliales verdichtetes, mit der Basalmembran verbundenes Netzwerk von einem subkutanen gröberen Netzwerk von Hautanhangsgebilden, Fettgewebsläppchen und kollagenen Faserbündeln. Beide sind in Biopsaten von Corona-„Geimpften" deutlich reduziert, zersplittert und fragmentiert.

Werden diese zerstört, geht dies auf Kosten der Hautstraffheit. Die Haut ist natürlich für das äußere Erscheinungsbild bedeutsam und gibt uns Anhaltspunkte für das Alter eines Menschen. Wenn die Corona-„Impfungen" die elastischen Fasern der Haut schädigen können, wird die oben geäußerte Behauptung eines sichtbar beschleunigten Alterns infolge der Corona-„Impfung" plausibel.

Elastische Fasern sind resiliente Gewebsstrukturen mit einer Lebensdauer von Jahren und Jahrzehnten. Dies bedeutet aber, dass zerstörte elastische Fasern schwer zu ersetzen sind und Schäden an elastischen Fasern nur durch „Narben" repariert werden können (Schmelzer and Duca 2022). Aus eigener Anschauung der Pathologen Burkhardt und Lang spricht also einiges für eine Corona-„Impf"bedingte vorschnelle Gewebsalterung. Auch in der Literatur gibt es Anhaltspunkte für spikeinduzierte Alterungsprozessbeschleunigungen.

Spikeproteininduzierte Zellvergreisung

Das Spikeprotein kann auch auf zellulärer Ebene altersbeschleunigend wirken: Die entstehenden „seneszenten Zellen" wirken proinflammatorisch und durch Abscheidung von schädigenden Sekreten gewebsdestruktiv auf ihre Umgebung. Zudem scheinen sie besonders resistent gegenüber dem programmierten Zelltod (Apoptose) zu sein (Tripathi et al. 2021; Camell et al. 2021). Experimentell konnte ein spikeinduzierter Anstieg von Zellvergreisungsmarkern („cell-senescence markers") gemessen werden (Meyer et al. 2021). Im Alter häufen sich die Krankheiten und die Zellvergreisung führt zumindest in Mäusen zu einer erhöhten Morbidität und Mortalität, wahrscheinlich durch Immunsuppression infolge gestörter Zellreparatur in Zellen des Immunsystems (Yousefzadeh, Flores, et al. 2021).

Alles in allem erscheint plausibel, dass eine Zellalterungs- und Vergreisungsinduktion auch zu einem vorschnellen Altern des menschlichen Organismus führen kann (Yousefzadeh, Henpita, et al. 2021).

Mechanistisch spielen wahrscheinlich auch die Spike-Prionen-Interaktionen eine Rolle bei der Zellvergreisung: Physiologisch gefaltete Prionen (PrP^C) schützen vor oxidativem Stress und in Fibroblastenkulturen, in denen die Expression von PrP herabreguliert wurde, konnte ein Anstieg von Zellvergreisungsmarkern festgestellt werden (Boilan et al. 2018). Auch die durch Corona-„Impfungen" induzierte Tendenz, Membranen zu fusionieren (Synzytienbildung) mag eine Rolle spielen (Whitlock and Chernomordik 2021; Sfera et al. 2022). Mehrkernige Riesenzellen sind Anzeichen für stattgehabte Membranfusionsprozesse und fanden sich bei drei nach Corona-„Impfungen" Verstorbenen in der Lunge (bei derzeit etwa 75 Zweitbegutachtungen von Obduktionsasservaten durch die Pathologen Burkhardt und Lang).

Telomerverkürzung als Spiegelbild des Alterns auf genetischer Ebene

Die Endregionen der Chromosomen werden als Telomere bezeichnet, und dass diese mit steigendem Alter immer kürzer werden, gehört inzwischen zum Lehrwissen im Medizinstudium. Publikationen, die schwere Covid-Erkrankungen mit Verkürzung der Telomere in Verbindung bringen, lassen aufhorchen (allerdings waren die ernsthaft an Corona-Erkrankten in der Regel schon fortgeschrittenen Alters, weshalb deren Telomere schon entsprechend kürzer sind). Wenn diese berichtete Telomerverkürzung durch das toxische Spikeprotein, welches das SARS-CoV-2-Virus und die Corona-„Impfungen" gemein haben, bedingt ist, wäre eine Alterungsinduktion auf genetischer Ebene durch Corona-„Impfungen" zu befürchten (Mongelli et al. 2021).

Das Spike Protein beschleunigt Alterungsprozesse und induziert Alterskrankheiten

Regelmäßige Reparaturen halten die Zelle jung. Im Kapitel über die Langzeitpersistenz der Corona-„Impf"wirkungen wurde auf spikeinduzierte Störungen der Erbgutreparaturmechanismen eingegangen, welche auch zu einer beschleunigten Zellvergreisung führen und das Entartungsrisiko erhöhen. Viele der in den zurückliegenden Kapiteln beschriebenen Krankheitsbilder sind Alterskrankheiten. Erinnert sei an dieser Stelle an Krebserkrankungen, aber auch an die Prionenmerkmale des Spikeproteins, die auf eine potenzielle Risikoerhöhung neurodegenerativer Erkrankungen wie der Alzheimer-Demenz oder dem Morbus Parkinson hinweisen, beides typischerweise im Alter auftretende Krankheiten. Auch Gefäß-

und Herzkrankheiten sind normalerweise ein Altersphänomen. Das Spike Protein bewirkt Entzündungen in Gefäßen und im Herzen.

Kommen wir abschließend auf die elastischen Fasern zurück, welche der extrazellulären Matrix der Gewebe Resilienz und Elastizität verleihen (Schmelzer and Duca 2022).

Vorschnelle Hautalterung durch Schäden an elastischen Fasern

Menschliches Elastin hat eine Halbwertszeit von etwa 70 Jahren (Powell, Vine, and Crossman 1992; Shapiro et al. 1991). Elastische Fasern erfüllen ihre Funktionen über Jahre, Jahrzehnte, Lebenszeiten. Schäden an und Einlagerungen in elastischen Fasern akkumulieren über die Jahre. In Gefäßwänden großer Gefäße und im Lungengewebe sind elastische Fasern für lebenswichtige Funktionen essenziell. In der Haut wird der Verschleiß der elastischen Fasern über die Jahrzehnte eines Menschenlebens sichtbar – von der glatten, zarten Babyhaut zur gegerbten, faltig-rauen Altershaut. Dieser Verfall der sonst sehr stabilen elastischen Lamellen im Alter ist unter natürlichen Bedingungen durch UV-Strahlungsexposition bedingt. Ein vorzeitiger Verschleiß der elastischen Fasern impliziert eine sichtbar vorzeitig gealterte Haut. Wenn die Corona-„Impfungen" die elastischen Fasern schädigen, ist hierdurch eine beschleunigte Hautalterung zu erwarten.

Referenzen

Abolmaali, M., F. Rezania, A. K. Behnagh, N. M. Hamidabad, A. Gorji, and Z. Mirzaasgari. 2022. 'Guillain-Barre syndrome in association with COVID-19 vaccination: a systematic review', *Immunol Res*, 70: 752-64.

Aguilera, A., and H. Gaillard. 2014. 'Transcription and recombination: when RNA meets DNA', *Cold Spring Harb Perspect Biol*, 6.

Ahmed, S., O. Zimba, and A. Y. Gasparyan. 2020. 'Thrombosis in Coronavirus disease 2019 (COVID-19) through the prism of Virchow's triad', *Clin Rheumatol*, 39: 2529-43.

Ai Vuen, L., E. Aun Su-Yin, A. Naila Kori, and T. M. Shah. 2022. 'Case of acquired haemophilia a in Southeast Asia following COVID-19 vaccine', *BMJ Case Rep*, 15.

Aitken, R. J. 2021. 'COVID-19 and human spermatozoa-Potential risks for infertility and sexual transmission?', *Andrology*, 9: 48-52.

Ajmera, K., R. Bansal, H. Wilkinson, and L. Goyal. 2022. 'Gastrointestinal Complications of COVID-19 Vaccines', *Cureus*, 14: e24070.

Ak, C., S. Sayar, G. Adali, and K. Ozdil. 2022. 'Acute Severe Ulcerative Colitis After mRNA Coronavirus Disease 2019 Vaccination: Can mRNA Vaccines Unmask Inflammatory Bowel Diseases?', *ACG Case Rep J*, 9: e00806.

Al-Quliti, K., A. Qureshi, M. Quadri, B. Abdulhameed, A. Alanazi, and R. Alhujeily. 2022. 'Acute Demyelinating Encephalomyelitis Post-COVID-19 Vaccination: A Case Report and Literature Review', *Diseases*, 10.

Alberg, A. J., T. J. Jorgensen, I. Ruczinski, L. Wheless, Y. Y. Shugart, Y. Berthier-Schaad, B. Kessing, J. Hoffman-Bolton, K. J. Helzlsouer, W. H. Kao, L. Francis, R. M. Alani, M. W. Smith, and P. T. Strickland. 2013. 'DNA repair gene variants in relation to overall cancer risk: a population-based study', *Carcinogenesis*, 34: 86-92.

Alden, M., F. Olofsson Falla, D. Yang, M. Barghouth, C. Luan, M. Rasmussen, and Y. De Marinis. 2022. 'Intracellular Reverse Transcription of Pfizer BioNTech COVID-19 mRNA Vaccine BNT162b2 In Vitro in Human Liver Cell Line', *Curr Issues Mol Biol*, 44: 1115-26.

Aleebrahim-Dehkordi, E., B. Molavi, M. Mokhtari, N. Deravi, M. Fathi, T. Fazel, M. Mohebalizadeh, P. Koochaki, P. Shobeiri, and A. Hasanpour-Dehkordi. 2022. 'T helper type (Th1/Th2) responses to SARS-CoV-2 and influenza A (H1N1) virus: From cytokines produced to immune responses', *Transpl Immunol*, 70: 101495.

Alenina, N., and M. Bader. 2019. 'ACE2 in Brain Physiology and Pathophysiology: Evidence from Transgenic Animal Models', *Neurochem Res*, 44: 1323-29.

Alexander, M., R. Hu, M. C. Runtsch, D. A. Kagele, T. L. Mosbruger, T. Tolmachova, M. C. Seabra, J. L. Round, D. M. Ward, and R. M. O'Connell. 2015. 'Exosome-delivered microRNAs modulate the inflammatory response to endotoxin', *Nat Commun*, 6: 7321.

Ali, R. A., L. M. Wuescher, and R. G. Worth. 2015. 'Platelets: essential components of the immune system', *Curr Trends Immunol*, 16: 65-78.

Amendt, T., and H. Jumaa. 2021. 'Memory IgM protects endogenous insulin from autoimmune destruction', *EMBO J*, 40: e107621.

Amormino, C., V. Tedeschi, G. Paldino, S. Arcieri, M. T. Fiorillo, A. Paiardini, L. Tuosto, and M. Kunkl. 2022. 'SARS-CoV-2 Spike Does Not Possess Intrinsic Superantigen-like Inflammatory Activity', *Cells*, 11.

Ancau, M., F. Liesche-Starnecker, J. Niederschweiberer, S. M. Krieg, C. Zimmer, C. Lingg, D. Kumpfmuller, B. Ikenberg, M. Ploner,

B. Hemmer, S. Wunderlich, M. Muhlau, and B. Knier. 2021. 'Case Series: Acute Hemorrhagic Encephalomyelitis After SARS-CoV-2 Vaccination', *Front Neurol*, 12: 820049.

Andries, O., S. Mc Cafferty, S. C. De Smedt, R. Weiss, N. N. Sanders, and T. Kitada. 2015. 'N(1)-methylpseudouridine-incorporated mRNA outperforms pseudouridine-incorporated mRNA by providing enhanced protein expression and reduced immunogenicity in mammalian cell lines and mice', *J Control Release*, 217: 337-44.

Aranyo, J., V. Bazan, G. Llados, M. J. Dominguez, F. Bisbal, M. Massanella, A. Sarrias, R. Adelino, A. Riverola, R. Paredes, B. Clotet, A. Bayes-Genis, L. Mateu, and R. Villuendas. 2022. 'Inappropriate sinus tachycardia in post-COVID-19 syndrome', *Sci Rep*, 12: 298.

Auffray, C., D. Fogg, M. Garfa, G. Elain, O. Join-Lambert, S. Kayal, S. Sarnacki, A. Cumano, G. Lauvau, and F. Geissmann. 2007. 'Monitoring of blood vessels and tissues by a population of monocytes with patrolling behavior', *Science*, 317: 666-70.

Avolio, E., M. Carrabba, R. Milligan, M. Kavanagh Williamson, A. P. Beltrami, K. Gupta, K. T. Elvers, M. Gamez, R. R. Foster, K. Gillespie, F. Hamilton, D. Arnold, I. Berger, A. D. Davidson, D. Hill, M. Caputo, and P. Madeddu. 2021. 'The SARS-CoV-2 Spike protein disrupts human cardiac pericytes function through CD147 receptor-mediated signalling: a potential non-infective mechanism of COVID-19 microvascular disease', *Clin Sci (Lond)*, 135: 2667-89.

Azakarian, P. 2021. 'Mechanisms that could increase cancer vulnerability in COVID-19 mRNA

vaccine recipients. https://vixra.org/abs/2111.0025.', *Yerevan Medical State University)*, 11-4-2021.

Bahl, K., J. J. Senn, O. Yuzhakov, A. Bulychev, L. A. Brito, K. J. Hassett, M. E. Laska, M. Smith, O. Almarsson, J. Thompson, A. M. Ribeiro, M. Watson, T. Zaks, and G. Ciaramella. 2017.

'Preclinical and Clinical Demonstration of Immunogenicity by mRNA Vaccines against H10N8 and H7N9 Influenza Viruses', *Mol Ther*, 25: 1316-27.

Baloh, R. H. 2012. 'How do the RNA-binding proteins TDP-43 and FUS relate to amyotrophic lateral sclerosis and frontotemporal degeneration, and to each other?', *Curr Opin Neurol*, 25: 701-7.

Banoun, H. 2022. 'Current state of knowledge on the excretion of mRNA and spike produced by anti-COVID-19 mRNA vaccines; possibility of contamination of the entourage of those vaccinated by these products.', *Infectious Diseases Research*, 3: 22.

Bansal, S., S. Perincheri, T. Fleming, C. Poulson, B. Tiffany, R. M. Bremner, and T. Mohanakumar. 2021. 'Cutting Edge: Circulating Exosomes with COVID Spike Protein Are Induced by BNT162b2 (Pfizer-BioNTech) Vaccination prior to Development of Antibodies: A Novel Mechanism for Immune Activation by mRNA Vaccines', *J Immunol*, 207: 2405-10.

Bao, J. L., and L. Lin. 2014. 'MiR-155 and miR-148a reduce cardiac injury by inhibiting NF-kappaB pathway during acute viral myocarditis', *Eur Rev Med Pharmacol Sci*, 18: 2349-56.

Beck, K. 2022. 'Sag mir, wo die Kinder sind. https://weltwoche.ch/story/sag-mir-wo-die-kinder-sind/.', *Die Weltwoche*.

Behers, B. J., G. A. Patrick, J. M. Jones, R. A. Carr, B. M. Behers, J. Melchor, D. E. Rahl, T. D. Guerriero, H. Zhang, C. Ozkardes, N. D. Thomas, and M. J. Sweeney. 2022. 'Myocarditis Following COVID-19 Vaccination: A Systematic Review of Case Reports', *Yale J Biol Med*, 95: 237-47.

Belancio, V. P., A. M. Roy-Engel, R. R. Pochampally, and P. Deininger. 2010. 'Somatic expression of LINE-1 elements in human tissues', *Nucleic Acids Res*, 38: 3909-22.

Bilotta, C., G. Perrone, V. Adelfio, G. F. Spatola, M. L. Uzzo, A. Argo, and S. Zerbo. 2021. 'COVID-19 Vaccine-Related Thrombosis: A Systematic Review and Exploratory Analysis', *Front Immunol*, 12: 729251.

Blaise, S., N. de Parseval, L. Benit, and T. Heidmann. 2003. 'Genomewide screening for fusogenic human endogenous retrovirus envelopes identifies syncytin 2, a gene conserved on primate evolution', *Proc Natl Acad Sci U S A*, 100: 13013-8.

Blond, J. L., D. Lavillette, V. Cheynet, O. Bouton, G. Oriol, S. Chapel-Fernandes, B. Mandrand, F. Mallet, and F. L. Cosset. 2000. 'An envelope glycoprotein of the human endogenous retrovirus HERV-W is expressed in the human placenta and fuses cells expressing the type D mammalian retrovirus receptor', *J Virol*, 74: 3321-9.

Boes, M., T. Schmidt, K. Linkemann, B. C. Beaudette, A. Marshak-Rothstein, and J. Chen. 2000. 'Accelerated development of IgG autoantibodies and autoimmune disease in the absence of secreted IgM', *Proc Natl Acad Sci U S A*, 97: 1184-9.

Boettler, T., B. Csernalabics, H. Salie, H. Luxenburger, L. Wischer, E. Salimi Alizei, K. Zoldan, L. Krimmel, P. Bronsert, M. Schwabenland, M. Prinz, C. Mogler, C. Neumann-Haefelin, R. Thimme, M. Hofmann, and B. Bengsch. 2022. 'SARS-CoV-2 vaccination can elicit a CD8 T-cell dominant hepatitis', *J Hepatol*, 77: 653-59.

Boilan, E., V. Winant, E. Dumortier, B. ElMoualij, P. Quatresooz, H. D. Osiewacz, F. Debacq-Chainiaux, and O. Toussaint. 2018. 'Role of Prion protein in premature senescence of human fibroblasts', *Mech Ageing Dev*, 170: 106-13.

Boldova, A. E., J. D. Korobkin, Y. D. Nechipurenko, and A. N. Sveshnikova. 2022. 'Theoretical Explanation for the Rarity of Antibody-Dependent Enhancement of Infection (ADE) in COVID-19', *Int J Mol Sci*, 23.

Bonnaud, B., O. Bouton, G. Oriol, V. Cheynet, L. Duret, and F. Mallet. 2004. 'Evidence of selection on the domesticated ERVWE1 env retroviral element involved in placentation', *Mol Biol Evol*, 21: 1895-901.

Bozkurt, H. S., and O. Bilen. 2021. 'Oral booster probiotic bifidobacteria in SARS-COV-2 patients', *Int J Immunopathol Pharmacol*, 35: 20587384211059677.

Brown, E. J., and D. Baltimore. 2003. 'Essential and dispensable roles of ATR in cell cycle arrest and genome maintenance', *Genes Dev*, 17: 615-28.

Brown, E. L., and H. T. Essigmann. 2021. 'Original Antigenic Sin: the Downside of Immunological Memory and Implications for COVID-19', *mSphere*, 6.

Bujard, M., and G. Andersson. 2022. 'Fertility declines near the end of the COVID-19 pandemic: Evidence of the 2022 birth declines in Germany and Sweden. https://www.bib.bund.de/Publikation/2022/Fertility-declines-near-the-end-of-the-COVID-19-pandemic-Evidence-of-the-2022-birth-declines-in-Germany-and-Sweden.html?nn=1219558#:~:text=The%20seasonally%20adjusted%20monthly%20TFR,a%20decline%20of%20almost%2010%20%25. Wiesbaden: Bundesinstitut für Bevölkerungsforschung.', *BiB Working Paper*, 06/22.

Calderon, T. M., D. W. Williams, L. Lopez, E. A. Eugenin, L. Cheney, P. J. Gaskill, M. Veenstra, K. Anastos, S. Morgello, and J. W. Berman. 2017. 'Dopamine Increases CD14(+)CD16(+) Monocyte Transmigration across the Blood Brain Barrier: Implications for Substance Abuse and HIV Neuropathogenesis', *J Neuroimmune Pharmacol*, 12: 353-70.

Camell, C. D., M. J. Yousefzadeh, Y. Zhu, Lgpl Prata, M. A. Huggins, M. Pierson, L. Zhang, R. D. O'Kelly, T. Pirtskhalava, P. Xun, K. Ejima, A. Xue, U. Tripathi, J. M. Espindola-Netto, N. Giorgadze, E. J. Atkinson, C. L. Inman, K. O. Johnson, S. H.

Cholensky, T. W. Carlson, N. K. LeBrasseur, S. Khosla, M. G. O'Sullivan, D. B. Allison, S. C. Jameson, A. Meves, M. Li, Y. S. Prakash, S. E. Chiarella, S. E. Hamilton, T. Tchkonia, L. J. Niedernhofer, J. L. Kirkland, and P. D. Robbins. 2021. 'Senolytics reduce coronavirus-related mortality in old mice', *Science*, 373.

Capece, T., and M. Kim. 2016. 'The Role of Lymphatic Niches in T Cell Differentiation', *Mol Cells*, 39: 515-23.

Carbillon, L., M. Fermaut, A. Benbara, and J. Boujenah. 2021. 'COVID-19, Virchow's triad and thromboembolic risk in obese pregnant women', *Clin Cardiol*, 44: 593-94.

Carter, M. J., M. Fish, A. Jennings, K. J. Doores, P. Wellman, J. Seow, S. Acors, C. Graham, E. Timms, J. Kenny, S. Neil, M. H. Malim, S. M. Tibby, and M. Shankar-Hari. 2020. 'Peripheral immunophenotypes in children with multisystem inflammatory syndrome associated with SARS-CoV-2 infection', *Nat Med*, 26: 1701-07.

Castruita, J. A. S., U. V. Schneider, S. Mollerup, T. D. Leineweber, N. Weis, J. Bukh, M. S. Pedersen, and H. Westh. 2023. 'SARS-CoV-2 spike mRNA vaccine sequences circulate in blood up to 28 days after COVID-19 vaccination', *APMIS*, 131: 128-32.

Catala, A., C. Munoz-Santos, C. Galvan-Casas, M. Roncero Riesco, D. Revilla Nebreda, A. Sola-Truyols, P. Giavedoni, M. Llamas-Velasco, C. Gonzalez-Cruz, X. Cubiro, R. Ruiz-Villaverde, S. Gomez-Armayones, M. P. Gil Mateo, D. Pesque, O. Marcantonio, D. Fernandez-Nieto, J. Romani, N. Iglesias Pena, L. Carnero Gonzalez, J. Tercedor-Sanchez, G. Carretero, T. Masat-Tico, P. Rodriguez-Jimenez, A. M. Gimenez-Arnau, M. Utrera-Busquets, E. Vargas Laguna, A. G. Angulo Menendez, E. San Juan Lasser, M. Iglesias-Sancho, L. Alonso Naranjo, I. Hiltun, E. Cutillas Marco, I. Polimon Olabarrieta, S. Marinero Escobedo, X. Garcia-Navarro, M. J. Calderon Gutierrez, G. Baeza-Hernandez, L. Bou Camps, T.

Toledo-Pastrana, and A. Guilabert. 2022. 'Cutaneous reactions after SARS-CoV-2 vaccination: a cross-sectional Spanish nationwide study of 405 cases', *Br J Dermatol*, 186: 142-52.

Cervenakova, L., P. Saa, O. Yakovleva, I. Vasilyeva, J. de Castro, P. Brown, and R. Dodd. 2016. 'Are prions transported by plasma exosomes?', *Transfus Apher Sci*, 55: 70-83.

Chandramouly, G., J. Zhao, S. McDevitt, T. Rusanov, T. Hoang, N. Borisonnik, T. Treddinick, F. W. Lopezcolorado, T. Kent, L. A. Siddique, J. Mallon, J. Huhn, Z. Shoda, E. Kashkina, A. Brambati, J. M. Stark, X. S. Chen, and R. T. Pomerantz. 2021. 'Poltheta reverse transcribes RNA and promotes RNA-templated DNA repair', *Sci Adv*, 7.

Chavez, A., and C. Pougnier. 2021. 'A Case of COVID-19 Vaccine Associated New Diagnosis Myasthenia Gravis', *J Prim Care Community Health*, 12: 21501327211051933.

Chemaitelly, H., H. H. Ayoub, S. AlMukdad, P. Coyle, P. Tang, H. M. Yassine, H. A. Al-Khatib, M. K. Smatti, M. R. Hasan, Z. Al-Kanaani, E. Al-Kuwari, A. Jeremijenko, A. H. Kaleeckal, A. N. Latif, R. M. Shaik, H. F. Abdul-Rahim, G. K. Nasrallah, M. G. Al-Kuwari, A. A. Butt, H. E. Al-Romaihi, M. H. Al-Thani, A. Al-Khal, R. Bertollini, and L. J. Abu-Raddad. 2022. 'Protection from previous natural infection compared with mRNA vaccination against SARS-CoV-2 infection and severe COVID-19 in Qatar: a retrospective cohort study', *Lancet Microbe*, 3: e944-e55.

Chen, R., K. Wang, J. Yu, D. Howard, L. French, Z. Chen, C. Wen, and Z. Xu. 2020. 'The Spatial and Cell-Type Distribution of SARS-CoV-2 Receptor ACE2 in the Human and Mouse Brains', *Front Neurol*, 11: 573095.

Chen, Y., Z. Xu, P. Wang, X. M. Li, Z. W. Shuai, D. Q. Ye, and H. F. Pan. 2022. 'New-onset autoimmune phenomena post-COVID-19 vaccination', *Immunology*, 165: 386-401.

Cheng, M. H., R. A. Porritt, M. N. Rivas, J. M. Krieger, A. B. Ozdemir, G. Garcia, Jr., V. Arumugaswami, B. C. Fries, M. Arditi, and I. Bahar. 2021. 'A monoclonal antibody against staphylococcal enterotoxin B superantigen inhibits SARS-CoV-2 entry in vitro', *Structure*, 29: 951-62 e3.

Cittone, M. G., R. Battegay, A. Condoluci, L. Terzi di Bergamo, E. Fernandes, E. Galfetti, R. Noseda, A. Leuppi-Taegtmeyer, B. Drexler, A. Ceschi, D. A. Tsakiris, C. T. Berger, G. Favre, T. Martin, W. Korte, L. Graf, M. Martinez, and B. Gerber. 2021. 'The statistical risk of diagnosing coincidental acquired hemophilia A following anti-SARS-CoV-2 vaccination', *J Thromb Haemost*, 19: 2360-62.

Clausen, T. M., D. R. Sandoval, C. B. Spliid, J. Pihl, H. R. Perrett, C. D. Painter, A. Narayanan, S. A. Majowicz, E. M. Kwong, R. N. McVicar, B. E. Thacker, C. A. Glass, Z. Yang, J. L. Torres, G. J. Golden, P. L. Bartels, R. N. Porell, A. F. Garretson, L. Laubach, J. Feldman, X. Yin, Y. Pu, B. M. Hauser, T. M. Caradonna, B. P. Kellman, C. Martino, Plsm Gordts, S. K. Chanda, A. G. Schmidt, K. Godula, S. L. Leibel, J. Jose, K. D. Corbett, A. B. Ward, A. F. Carlin, and J. D. Esko. 2020. 'SARS-CoV-2 Infection Depends on Cellular Heparan Sulfate and ACE2', *Cell*, 183: 1043-57 e15.

Cloutier, N., I. Allaeys, G. Marcoux, K. R. Machlus, B. Mailhot, A. Zufferey, T. Levesque, Y. Becker, N. Tessandier, I. Melki, H. Zhi, G. Poirier, M. T. Rondina, J. E. Italiano, L. Flamand, S. E. McKenzie, F. Cote, B. Nieswandt, W. I. Khan, M. J. Flick, P. J. Newman, S. Lacroix, P. R. Fortin, and E. Boilard. 2018. 'Platelets release pathogenic serotonin and return to circulation after immune complex-mediated sequestration', *Proc Natl Acad Sci U S A*, 115: E1550-E59.

Crackower, M. A., R. Sarao, G. Y. Oudit, C. Yagil, I. Kozieradzki, S. E. Scanga, A. J. Oliveira-dos-Santos, J. da Costa, L. Zhang, Y. Pei, J. Scholey, C. M. Ferrario, A. S. Manoukian, M. C. Chappell, P.

H. Backx, Y. Yagil, and J. M. Penninger. 2002. 'Angiotensin-converting enzyme 2 is an essential regulator of heart function', *Nature*, 417: 822-8.

Curcio, R., V. Gandolfo, R. Alcidi, L. Giacomino, T. Campanella, G. Casarola, R. Rossi, L. Chiatti, M. D'Abbondanza, R. Commissari, P. Gresele, G. Pucci, and G. Vaudo. 2022. 'Vaccine-induced massive pulmonary embolism and thrombocytopenia following a single dose of Janssen Ad26.COV-2.S vaccination', *Int J Infect Dis*, 116: 154-56.

Danser, A. H. J., M. Epstein, and D. Batlle. 2020. 'Renin-Angiotensin System Blockers and the COVID-19 Pandemic: At Present There Is No Evidence to Abandon Renin-Angiotensin System Blockers', *Hypertension*, 75: 1382-85.

de Gonzalo-Calvo, D., I. D. Benitez, L. Pinilla, A. Carratala, A. Moncusi-Moix, C. Gort-Paniello, M. Molinero, J. Gonzalez, G. Torres, M. Bernal, S. Pico, R. Almansa, N. Jorge, A. Ortega, E. Bustamante-Munguira, J. M. Gomez, M. Gonzalez-Rivera, D. Micheloud, P. Ryan, A. Martinez, L. Tamayo, C. Aldecoa, R. Ferrer, A. Ceccato, L. Fernandez-Barat, A. Motos, J. Riera, R. Menendez, D. Garcia-Gasulla, O. Penuelas, A. Torres, J. F. Bermejo-Martin, F. Barbe, and Ciberesucicovid Project. 2021. 'Circulating microRNA profiles predict the severity of COVID-19 in hospitalized patients', *Transl Res*, 236: 147-59.

Decock, M., S. Stanga, J. N. Octave, I. Dewachter, S. O. Smith, S. N. Constantinescu, and P. Kienlen-Campard. 2016. 'Glycines from the APP GXXXG/GXXXA Transmembrane Motifs Promote Formation of Pathogenic Abeta Oligomers in Cells', *Front Aging Neurosci*, 8: 107.

Deming, D., T. Sheahan, M. Heise, B. Yount, N. Davis, A. Sims, M. Suthar, J. Harkema, A. Whitmore, R. Pickles, A. West, E. Donaldson, K. Curtis, R. Johnston, and R. Baric. 2006. 'Vaccine efficacy in senescent mice challenged with recombinant SARS-CoV bearing epidemic and zoonotic spike variants', *PLoS Med*, 3: e525.

Domazet-Loso, T. 2022. 'mRNA Vaccines: Why Is the Biology of Retroposition Ignored?', *Genes (Basel)*, 13.

Dufort, E. M., E. H. Koumans, E. J. Chow, E. M. Rosenthal, A. Muse, J. Rowlands, M. A. Barranco, A. M. Maxted, E. S. Rosenberg, D. Easton, T. Udo, J. Kumar, W. Pulver, L. Smith, B. Hutton, D. Blog, H. Zucker, State New York, Control Centers for Disease, and Team Prevention Multisystem Inflammatory Syndrome in Children Investigation. 2020. 'Multisystem Inflammatory Syndrome in Children in New York State', *N Engl J Med*, 383: 347-58.

Efe, C., A. V. Kulkarni, B. Terziroli Beretta-Piccoli, B. Magro, A. Stattermayer, M. Cengiz, D. Clayton-Chubb, C. Lammert, C. Bernsmeier, O. Gul, F. H. la Tijera, M. Anders, E. Lytvyak, M. Akin, T. Purnak, R. Liberal, M. Peralta, B. Ebik, S. Duman, N. Demir, Y. Balaban, A. Urzua, F. Contreras, M. G. Venturelli, Y. Bilgic, A. Medina, M. Girala, F. Gunsar, M. C. Londono, T. Androutsakos, A. Kisch, A. Yurci, F. Guzelbulut, Y. F. Cagin, E. Avci, M. Akyildiz, E. K. Dindar-Demiray, M. Harputluoglu, R. Kumar, S. K. Satapathy, M. Mendizabal, M. Silva, S. Fagiuoli, S. K. Roberts, N. K. Soylu, R. Idilman, E. M. Yoshida, A. J. Montano-Loza, G. N. Dalekos, E. Ridruejo, T. D. Schiano, and S. Wahlin. 2022. 'Liver injury after SARS-CoV-2 vaccination: Features of immune-mediated hepatitis, role of corticosteroid therapy and outcome', *Hepatology*, 76: 1576-86.

Ehrenfeld, M., A. Tincani, L. Andreoli, M. Cattalini, A. Greenbaum, D. Kanduc, J. Alijotas-Reig, V. Zinserling, N. Semenova, H. Amital, and Y. Shoenfeld. 2020. 'Covid-19 and autoimmunity', *Autoimmun Rev*, 19: 102597.

Ehrlich, P. 2022. 'Can the vaccination with COVID-19-mRNA vaccines lead to positive test results after antigen tests or PCR tests?

https://www.pei.de/SharedDocs/FAQs/EN/coronavirus/anti gen-tests/1-coronavirus-antigen-tests-can-vaccination-lead-positive-test-results.html.', *Paul Erhlich Institut.*

Eliezer, M., C. Hautefort, A. L. Hamel, B. Verillaud, P. Herman, E. Houdart, and C. Eloit. 2020. 'Sudden and Complete Olfactory Loss of Function as a Possible Symptom of COVID-19', *JAMA Otolaryngol Head Neck Surg*, 146: 674-75.

Erhard, D. 2020. 'Coronavirus kann Kawasaki-ähnliches Syndrom hervorrufen. https://www.medical-tribune.de/medizin-und-forschung/artikel/coronavirus-kann-kawasaki-aehnliches-syndrom-hervorrufen.', *Medical Tribune.*

Eroshenko, N., T. Gill, M. K. Keaveney, G. M. Church, J. M. Trevejo, and H. Rajaniemi. 2020. 'Implications of antibody-dependent enhancement of infection for SARS-CoV-2 countermeasures', *Nat Biotechnol*, 38: 789-91.

Fanella, G., C. Baiata, E. Candeloro, G. Toscano, S. Colnaghi, M. Mauri, L. P. Cariddi, V. Rebecchi, F. Solazzo, P. Banfi, M. Piatti, C. Ferrarese, and M. Versino. 2022. 'New-onset myasthenia gravis after mRNA SARS-CoV-2 vaccination: a case series', *Neurol Sci*, 43: 5799-802.

Farley, S., R. Ousley, N. Van Wagoner, and F. Bril. 2021. 'Autoimmunity after Coronavirus Disease 2019 (COVID-19) Vaccine: A Case of Acquired Hemophilia A', *Thromb Haemost*, 121: 1674-76.

Fazlollahi, A., M. Zahmatyar, M. Noori, S. A. Nejadghaderi, M. J. M. Sullman, R. Shekarriz-Foumani, A. A. Kolahi, K. Singh, and S. Safiri. 2022. 'Cardiac complications following mRNA COVID-19 vaccines: A systematic review of case reports and case series', *Rev Med Virol*, 32: e2318.

Feng, W., D. A. Simpson, J. Carvajal-Garcia, B. A. Price, R. J. Kumar, L. E. Mose, R. D. Wood, N. Rashid, J. E. Purvis, J. S. Parker, D. A. Ramsden, and G. P. Gupta. 2019. 'Genetic determinants of cellular addiction to DNA polymerase theta', *Nat Commun*, 10: 4286.

Fenoglio, R., S. Lalloni, M. Marchisio, V. Oddone, E. De Simone, G. Del Vecchio, S. Sciascia, and D. Roccatello. 2022. 'New Onset Biopsy-Proven Nephropathies after COVID Vaccination', *Am J Nephrol*, 53: 325-30.

Fevrier, B., D. Vilette, H. Laude, and G. Raposo. 2005. 'Exosomes: a bubble ride for prions?', *Traffic*, 6: 10-7.

Fierz, W., and B. Walz. 2020. 'Antibody Dependent Enhancement Due to Original Antigenic Sin and the Development of SARS', *Front Immunol*, 11: 1120.

Finsterer, J. 2022. 'No need for brain biopsy in acute disseminated encephalomyelitis after first Sputnik-V jab', *Brain Behav Immun Health*, 22: 100464.

Föhse, K.F., B. Geckin, G.J. Overheul, J. van de Maat, G. Kilic, O. Bulut, H. Dijkstra, H. Lemmers, S.A. Sarlea, M. Reijnders, J. Hoogwerf, J. ten Oever, E. Simonetti, F.L. van de Veerdonk, L.A.B. Joosten, B.L. Haagmans, R. van Crevel, Y. Li, R.P. van Rij, C. GeurtsvanKessel, M.I. de Jonge, J. Domínguez-Andrés, and M.G. Netea. 2021. 'The BNT162b2 mRNA vaccine against SARS-CoV-2 reprograms both adaptive and innate immune responses. https://www.medrxiv.org/content/10.1101/2021.05.03.21256520v1.full.pdf', *medRxiv*.

Frank, M. G., K. H. Nguyen, J. B. Ball, S. Hopkins, T. Kelley, M. V. Baratta, M. Fleshner, and S. F. Maier. 2022. 'SARS-CoV-2 spike S1 subunit induces neuroinflammatory, microglial and behavioral sickness responses: Evidence of PAMP-like properties', *Brain Behav Immun*, 100: 267-77.

Freisleben, E. 2022. *Sie wollten alles richtig machen: Dokumentation eines verschwiegenen Leidens Bericht eines Hausarztes über die Nebenwirkungen der Corona-Impfungen.* (Cajus Verlag).

Freitas, R. S., T. F. Crum, and K. Parvatiyar. 2021. 'SARS-CoV-2 Spike Antagonizes Innate Antiviral Immunity by Targeting Interferon Regulatory Factor 3', *Front Cell Infect Microbiol*, 11: 789462.

Fries, B. C., and A. K. Varshney. 2013. 'Bacterial Toxins-Staphylococcal Enterotoxin B', *Microbiol Spectr*, 1.

Galley, J. D., and G. E. Besner. 2020. 'The Therapeutic Potential of Breast Milk-Derived Extracellular Vesicles', *Nutrients*, 12.

Galougahi, M. K., J. Ghorbani, M. Bakhshayeshkaram, A. S. Naeini, and S. Haseli. 2020. 'Olfactory Bulb Magnetic Resonance Imaging in SARS-CoV-2-Induced Anosmia: The First Report', *Acad Radiol*, 27: 892-93.

Gao, X., S. Zhang, J. Gou, Y. Wen, L. Fan, J. Zhou, G. Zhou, G. Xu, and Z. Zhang. 2022. 'Spike-mediated ACE2 down-regulation was involved in the pathogenesis of SARS-CoV-2 infection', *J Infect*, 85: 418-27.

Garg, A., P. K. Batra, and P. Gupta. 2022. 'Post COVID-19 Vaccination acute Disseminated Encephalomyelitis: A case report', *Curr Med Imaging*.

Garg, A., B. Seeliger, A. A. Derda, K. Xiao, A. Gietz, K. Scherf, K. Sonnenschein, I. Pink, M. M. Hoeper, T. Welte, J. Bauersachs, S. David, C. Bar, and T. Thum. 2021. 'Circulating cardiovascular microRNAs in critically ill COVID-19 patients', *Eur J Heart Fail*, 23: 468-75.

Gat, I., A. Kedem, M. Dviri, A. Umanski, M. Levi, A. Hourvitz, and M. Baum. 2022. 'Covid-19 vaccination BNT162b2 temporarily impairs semen concentration and total motile count among semen donors', *Andrology*, 10: 1016-22.

Gaudio, S.C., and F.E. Gaudio. 2021. 'A Case Report of Mesenteric Ischemia After COVID-19 Vaccination. SciencePG.', *Journal of Surgery*, 9: 216-19.

George, S., A. C. Pal, J. Gagnon, S. Timalsina, P. Singh, P. Vydyam, M. Munshi, J. E. Chiu, I. Renard, C. A. Harden, I. M. Ott, A. E.

Watkins, C. B. F. Vogels, P. Lu, M. Tokuyama, A. Venkataraman, A. Casanovas-Massana, A. L. Wyllie, V. Rao, M. Campbell, S. F. Farhadian, N. D. Grubaugh, C. S. Dela Cruz, A. I. Ko, A. Z. Berna Perez, E. H. Akaho, D. G. Moledina, J. Testani, A. R. John, M. Ledizet, C. B. Mamoun, and Impact Team the Yale. 2021. 'Evidence for SARS-CoV-2 Spike Protein in the Urine of COVID-19 Patients', *Kidney360*, 2: 924-36.

Geuking, M. B., J. Weber, M. Dewannieux, E. Gorelik, T. Heidmann, H. Hengartner, R. M. Zinkernagel, and L. Hangartner. 2009. 'Recombination of retrotransposon and exogenous RNA virus results in nonretroviral cDNA integration', *Science*, 323: 393-6.

Grobbelaar, L. M., A. Kruger, C. Venter, E. M. Burger, G. J. Laubscher, T. G. Maponga, M. J. Kotze, H. C. Kwaan, J. B. Miller, D. Fulkerson, W. Huff, E. Chang, G. Wiarda, C. M. Bunch, M. M. Walsh, S. Raza, M. Zamlut, H. B. Moore, E. E. Moore, M. D. Neal, D. B. Kell, and E. Pretorius. 2022. 'Relative Hypercoagulopathy of the SARS-CoV-2 Beta and Delta Variants when Compared to the Less Severe Omicron Variants Is Related to TEG Parameters, the Extent of Fibrin Amyloid Microclots, and the Severity of Clinical Illness', *Semin Thromb Hemost*, 48: 858-68.

Grobbelaar, L. M., C. Venter, M. Vlok, M. Ngoepe, G. J. Laubscher, P. J. Lourens, J. Steenkamp, D. B. Kell, and E. Pretorius. 2021. 'SARS-CoV-2 spike protein S1 induces fibrin(ogen) resistant to fibrinolysis: implications for microclot formation in COVID-19', *Biosci Rep*, 41.

Gu, H., Z. Xie, T. Li, S. Zhang, C. Lai, P. Zhu, K. Wang, L. Han, Y. Duan, Z. Zhao, X. Yang, L. Xing, P. Zhang, Z. Wang, R. Li, J. J. Yu, X. Wang, and P. Yang. 2016. 'Angiotensin-converting enzyme 2 inhibits lung injury induced by respiratory syncytial virus', *Sci Rep*, 6: 19840.

Gut, P. 2022. 'Covid aus der Spritze. Mehrfach geimpfte infizieren sich häufiger mit Corona als weniger oft Geimpfte und Ungeimpfte. Das belegen geheime Daten der deutschen Bundeswehr.', *Weltwoche*, 47.

Halpert, G., and Y. Shoenfeld. 2020. 'SARS-CoV-2, the autoimmune virus', *Autoimmun Rev*, 19: 102695.

Hamming, I., W. Timens, M. L. Bulthuis, A. T. Lely, G. Navis, and H. van Goor. 2004. 'Tissue distribution of ACE2 protein, the functional receptor for SARS coronavirus. A first step in understanding SARS pathogenesis', *J Pathol*, 203: 631-7.

Han, Y., D. Liu, and L. Li. 2020. 'PD-1/PD-L1 pathway: current researches in cancer', *Am J Cancer Res*, 10: 727-42.

Hanna, N., A. Heffes-Doon, X. Lin, C. Manzano De Mejia, B. Botros, E. Gurzenda, and A. Nayak. 2022. 'Detection of Messenger RNA COVID-19 Vaccines in Human Breast Milk', *JAMA Pediatr*, 176: 1268-70.

Havla, J., Y. Schultz, H. Zimmermann, R. Hohlfeld, A. Danek, and T. Kumpfel. 2022. 'First manifestation of multiple sclerosis after immunization with the Pfizer-BioNTech COVID-19 vaccine', *J Neurol*, 269: 55-58.

Hazan, S. 2022. 'Microbiome-Based Hypothesis on Ivermectin's Mechanism in COVID-19: Ivermectin Feeds Bifidobacteria to Boost Immunity', *Front Microbiol*, 13: 952321.

Hazan, S., D. Sonya, B. D. Barrows, and T. J. Borody. 2022. 'Messenger RNA SARS-CoV-2 Vaccines Affect the Gut Microbiome. https://journals.lww.com/ajg/toc/2022/10002.', *The American Journal of Gastroenterology*, 117, October 2022.

Hazan, S., N. Stollman, H. S. Bozkurt, S. Dave, A. J. Papoutsis, J. Daniels, B. D. Barrows, E. M. Quigley, and T. J. Borody. 2022. 'Lost microbes of COVID-19: Bifidobacterium, Faecalibacterium depletion and decreased microbiome diversity associated with SARS-CoV-2 infection severity', *BMJ Open Gastroenterol*, 9.

He, L., and G. J. Hannon. 2004. 'MicroRNAs: small RNAs with a big role in gene regulation', *Nat Rev Genet*, 5: 522-31.

Heurich, A., H. Hofmann-Winkler, S. Gierer, T. Liepold, O. Jahn, and S. Pohlmann. 2014. 'TMPRSS2 and ADAM17 cleave ACE2 differentially and only proteolysis by TMPRSS2 augments entry driven by the severe acute respiratory syndrome coronavirus spike protein', *J Virol*, 88: 1293-307.

Hewitt, J. 2022. 'When fossils come to life: SARS-CoV-2 spike, syncytin-1, and other curious fusion proteins. https://phys.org/news/2022-01-fossils-life-sars-cov-spike-syncytin-.html.', *phys.org*.

Hoffmann, M., H. Kleine-Weber, S. Schroeder, N. Kruger, T. Herrler, S. Erichsen, T. S. Schiergens, G. Herrler, N. H. Wu, A. Nitsche, M. A. Muller, C. Drosten, and S. Pohlmann. 2020. 'SARS-CoV-2 Cell Entry Depends on ACE2 and TMPRSS2 and Is Blocked by a Clinically Proven Protease Inhibitor', *Cell*, 181: 271-80 e8.

Hoskins, T. W., J. R. Davies, A. Allchin, C. L. Miller, and T. M. Pollock. 1973. 'Controlled trial of inactivated influenza vaccine containing the a-Hong Kong strain during an outbreak of influenza due to the a-England-42-72 strain', *Lancet*, 2: 116-20.

Hottz, E. D., F. A. Bozza, and P. T. Bozza. 2018. 'Platelets in Immune Response to Virus and Immunopathology of Viral Infections', *Front Med (Lausanne)*, 5: 121.

Hsu, J. T., C. F. Tien, G. Y. Yu, S. Shen, Y. H. Lee, P. C. Hsu, Y. Wang, P. K. Chao, H. J. Tsay, and F. S. Shie. 2021. 'The Effects of Abeta(1-42) Binding to the SARS-CoV-2 Spike Protein S1 Subunit and Angiotensin-Converting Enzyme 2', *Int J Mol Sci*, 22.

Huang, L., R. Jin, J. Li, K. Luo, T. Huang, D. Wu, W. Wang, R. Chen, and G. Xiao. 2010. 'Macromolecular crowding converts the human recombinant PrPC to the soluble neurotoxic beta-oligomers', *FASEB J*, 24: 3536-43.

Huo, L., X. Du, X. Li, S. Liu, and Y. Xu. 2021. 'The Emerging Role of Neural Cell-Derived Exosomes in Intercellular Communication in Health and Neurodegenerative Diseases', *Front Neurosci*, 15: 738442.

Huynh, W., D. J. Cordato, E. Kehdi, L. T. Masters, and C. Dedousis. 2008. 'Post-vaccination encephalomyelitis: literature review and illustrative case', *J Clin Neurosci*, 15: 1315-22.

Idrees, D., and V. Kumar. 2021. 'SARS-CoV-2 spike protein interactions with amyloidogenic proteins: Potential clues to neurodegeneration', *Biochem Biophys Res Commun*, 554: 94-98.

Ilyas, A. A., F. A. Mithen, M. C. Dalakas, M. Wargo, Z. W. Chen, L. Bielory, and S. D. Cook. 1991. 'Antibodies to sulfated glycolipids in Guillain-Barre syndrome', *J Neurol Sci*, 105: 108-17.

Imai, Y., K. Kuba, S. Rao, Y. Huan, F. Guo, B. Guan, P. Yang, R. Sarao, T. Wada, H. Leong-Poi, M. A. Crackower, A. Fukamizu, C. C. Hui, L. Hein, S. Uhlig, A. S. Slutsky, C. Jiang, and J. M. Penninger. 2005. 'Angiotensin-converting enzyme 2 protects from severe acute lung failure', *Nature*, 436: 112-6.

Irrgang, P., J. Gerling, K. Kocher, D. Lapuente, P. Steininger, K. Habenicht, M. Wytopil, S. Beileke, S. Schafer, J. Zhong, G. Ssebyatika, T. Krey, V. Falcone, C. Schulein, A. S. Peter, K. Nganou-Makamdop, H. Hengel, J. Held, C. Bogdan, K. Uberla, K. Schober, T. H. Winkler, and M. Tenbusch. 2022. 'Class switch towards non-inflammatory, spike-specific IgG4 antibodies after repeated SARS-CoV-2 mRNA vaccination', *Sci Immunol*: eade2798.

Ismail, II, and S. Salama. 2022. 'A systematic review of cases of CNS demyelination following COVID-19 vaccination', *J Neuroimmunol*, 362: 577765.

Ivanova, E. N., J. C. Devlin, T. B. Buus, A. Koide, J. Shwetar, A. Cornelius, M. I. Samanovic, A. Herrera, E. P. Mimitou, C. Zhang, L. Desvignes, N. Odum, P. Smibert, R. J. Ulrich, M. J. Mulligan, S. Koide, K. V. Ruggles, R. S. Herati, and S. B. Koralov. 2021. 'SARS-CoV-2 mRNA vaccine elicits a potent adaptive immune response in the absence of IFN-mediated inflammation observed in COVID-19', *medRxiv*.

Jiang, H., and Y. F. Mei. 2021. 'SARS-CoV-2 Spike Impairs DNA Damage Repair and Inhibits V(D)J Recombination In Vitro', *Viruses*, 13.

Jin, Y., W. Ji, H. Yang, S. Chen, W. Zhang, and G. Duan. 2020. 'Endothelial activation and dysfunction in COVID-19: from basic mechanisms to potential therapeutic approaches', *Signal Transduct Target Ther*, 5: 293.

Jing, Y., L. Run-Qian, W. Hao-Ran, C. Hao-Ran, L. Ya-Bin, G. Yang, and C. Fei. 2020. 'Potential influence of COVID-19/ACE2 on the female reproductive system', *Mol Hum Reprod*, 26: 367-73.

Kakarla, R., J. Hur, Y. J. Kim, J. Kim, and Y. J. Chwae. 2020. 'Apoptotic cell-derived exosomes: messages from dying cells', *Exp Mol Med*, 52: 1-6.

Kakovan, M., S. Ghorbani Shirkouhi, M. Zarei, and S. Andalib. 2022. 'Stroke Associated with COVID-19 Vaccines', *J Stroke Cerebrovasc Dis*, 31: 106440.

Kanduc, D., and Y. Shoenfeld. 2020. 'Molecular mimicry between SARS-CoV-2 spike glycoprotein and mammalian proteomes: implications for the vaccine', *Immunol Res*, 68: 310-13.

Kariko, K., M. Buckstein, H. Ni, and D. Weissman. 2005. 'Suppression of RNA recognition by Toll-like receptors: the impact of nucleoside modification and the evolutionary origin of RNA', *Immunity*, 23: 165-75.

Kariyanna, P. T., B. Sutarjono, E. Grewal, K. P. Singh, L. Aurora, L. Smith, H. P. Chandrakumar, A. Jayarangaiah, S. A. Goldman, M. O. Salifu, and I. M. McFarlane. 2020. 'A Systematic Review of COVID-19 and Myocarditis', *Am J Med Case Rep*, 8: 299-305.

Kell, D. B., G. J. Laubscher, and E. Pretorius. 2022. 'A central role for amyloid fibrin microclots in long COVID/PASC: origins and therapeutic implications', *Biochem J*, 479: 537-59.

Kelton, J. G., D. M. Arnold, and I. Nazy. 2021. 'Lessons from vaccine-induced immune thrombotic thrombocytopenia', *Nat Rev Immunol*, 21: 753-55.

Kerr, S., S. Bedston, D. T. Bradley, M. Joy, E. Lowthian, R. M. Mulholland, A. Akbari, F. D. R. Hobbs, S. V. Katikireddi, S. de Lusignan, I. Rudan, F. Torabi, R. S. M. Tsang, R. A. Lyons, C. Robertson, and A. Sheikh. 2022. 'Waning of first- and second-dose ChAdOx1 and BNT162b2 COVID-19 vaccinations: a pooled target trial study of 12.9 million individuals in England, Northern Ireland, Scotland and Wales', *Int J Epidemiol*.

Khaddaj-Mallat, R., N. Aldib, M. Bernard, A. S. Paquette, A. Ferreira, S. Lecordier, A. Saghatelyan, L. Flamand, and A. ElAli. 2021. 'SARS-CoV-2 deregulates the vascular and immune functions of brain pericytes via Spike protein', *Neurobiol Dis*, 161: 105561.

Khan, S., M. S. Shafiei, C. Longoria, J. W. Schoggins, R. C. Savani, and H. Zaki. 2021. 'SARS-CoV-2 spike protein induces inflammation via TLR2-dependent activation of the NF-kappaB pathway', *Elife*, 10.

Kim, S., S. H. Kwon, T. I. Kam, N. Panicker, S. S. Karuppagounder, S. Lee, J. H. Lee, W. R. Kim, M. Kook, C. A. Foss, C. Shen, H. Lee, S. Kulkarni, P. J. Pasricha, G. Lee, M. G. Pomper, V. L. Dawson, T. M. Dawson, and H. S. Ko. 2019. 'Transneuronal Propagation of Pathologic alpha-Synuclein from the Gut to the Brain Models Parkinson's Disease', *Neuron*, 103: 627-41 e7.

Kim, S. Y., W. Jin, A. Sood, D. W. Montgomery, O. C. Grant, M. M. Fuster, L. Fu, J. S. Dordick, R. J. Woods, F. Zhang, and R. J. Linhardt. 2020. 'Characterization of heparin and severe acute respiratory syndrome-related coronavirus 2 (SARS-CoV-2) spike glycoprotein binding interactions', *Antiviral Res*, 181: 104873.

Kiwerska, K., and K. Szyfter. 2019. 'DNA repair in cancer initiation, progression, and therapy-a double-edged sword', *J Appl Genet*, 60: 329-34.

Kloc, M., A. Uosef, J. Z. Kubiak, and R. M. Ghobrial. 2021. 'Exaptation of Retroviral Syncytin for Development of Syncytialized Placenta, Its Limited Homology to the SARS-CoV-2 Spike Protein and Arguments against Disturbing Narrative in the Context of COVID-19 Vaccination', *Biology (Basel)*, 10.

Komukai, K., S. Mochizuki, and M. Yoshimura. 2010. 'Gender and the renin-angiotensin-aldosterone system', *Fundam Clin Pharmacol*, 24: 687-98.

Kong, S., Y. Zhiquang, Y. Peng, Liu. Xixi, C. Yidong, Y. Ming, C. Wei, S. Shi, Y. Jie, Y. Liying, and Q. Jie. 2021. 'Comprehensive evaluation of ACE2 expression in female ovary by single-cell RNA-seq analysis. https://www.biorxiv.org/content/10.1101/2021.02.23.4324 60v1. ', *bioRxiv preprint*.

Krüger, U. 2022. 'Dr. Ute Krüger, Pathologin in Schweden, Auffälligkeiten bei Brustkrebs nach Covid-Impfungen. https://rumble.com/v1g7blj-dr.-ute-krger-pathologin-in-schweden-aufflligkeiten-bei-brustkrebs-nach-cov.html.', *Rumble*.

Kuba, K., Y. Imai, S. Rao, H. Gao, F. Guo, B. Guan, Y. Huan, P. Yang, Y. Zhang, W. Deng, L. Bao, B. Zhang, G. Liu, Z. Wang, M. Chappell, Y. Liu, D. Zheng, A. Leibbrandt, T. Wada, A. S.

Slutsky, D. Liu, C. Qin, C. Jiang, and J. M. Penninger. 2005. 'A crucial role of angiotensin converting enzyme 2 (ACE2) in SARS coronavirus-induced lung injury', *Nat Med*, 11: 875-9.

Kulasinghe, A., N. Liu, C. W. Tan, J. Monkman, J. E. Sinclair, D. D. Bhuva, D. Godbolt, L. Pan, A. Nam, H. Sadeghirad, K. Sato, G. L. Bassi, K. O'Byrne, C. Hartmann, A. F. R. Dos Santos Miggiolaro, G. L. Marques, L. Z. Moura, D. Richard, M. Adams, L. de Noronha, C. P. Baena, J. Y. Suen, R. Arora, G. T. Belz, K. R. Short, M. J. Davis, F. S. Guimaraes, and J. F. Fraser. 2022. 'Transcriptomic profiling of cardiac tissues from SARS-CoV-2 patients identifies DNA damage', *Immunology*.

Kyriakopoulos, A. M., and P. A. McCullough. 2021. 'Synthetic mRNAs; Their Analogue Caps and Contribution to Disease', *Diseases*, 9.

Kyriakopoulos, A. M., P. A. McCullough, G. Nigh, and S. Seneff. 2022. 'Potential Mechanisms for Human Genome Integration of Genetic Code from SARS-CoV-2 mRNA Vaccination: Implications for Disease. https://www.hilarispublisher.com/abstract/potential-mechanisms-for-human-genome-integration-of-genetic-code-from-sarsCov-2-mrna-vaccination-implications-for-diseas-92500.html.', *Neurological Disorders*.

Laidlaw, B. J., and A. H. Ellebedy. 2022. 'The germinal centre B cell response to SARS-CoV-2', *Nat Rev Immunol*, 22: 7-18.

Lam, K. W., K. W. Chow, J. Vo, W. Hou, H. Li, P. S. Richman, S. K. Mallipattu, H. A. Skopicki, A. J. Singer, and T. Q. Duong. 2020. 'Continued In-Hospital Angiotensin-Converting Enzyme Inhibitor and Angiotensin II Receptor Blocker Use in Hypertensive COVID-19 Patients Is Associated With Positive Clinical Outcome', *J Infect Dis*, 222: 1256-64.

Lambert, D. W., M. Yarski, F. J. Warner, P. Thornhill, E. T. Parkin, A. I. Smith, N. M. Hooper, and A. J. Turner. 2005. 'Tumor necrosis factor-alpha convertase (ADAM17) mediates regulated ectodomain shedding of the severe-acute respiratory syndrome-coronavirus (SARS-CoV) receptor, angiotensin-converting enzyme-2 (ACE2)', *J Biol Chem*, 280: 30113-9.

Lan, J., J. Ge, J. Yu, S. Shan, H. Zhou, S. Fan, Q. Zhang, X. Shi, Q. Wang, L. Zhang, and X. Wang. 2020. 'Structure of the SARS-CoV-2 spike receptor-binding domain bound to the ACE2 receptor', *Nature*, 581: 215-20.

Lanz, T. V., Z. Ding, P. P. Ho, J. Luo, A. N. Agrawal, H. Srinagesh, R. Axtell, H. Zhang, M. Platten, T. Wyss-Coray, and L. Steinman. 2010. 'Angiotensin II sustains brain inflammation in mice via TGF-beta', *J Clin Invest*, 120: 2782-94.

Lathe, R., and J. L. Darlix. 2020. 'Prion protein PrP nucleic acid binding and mobilization implicates retroelements as the replicative component of transmissible spongiform encephalopathy', *Arch Virol*, 165: 535-56.

Lazebnik, Y. 2021. 'Cell fusion as a link between the SARS-CoV-2 spike protein, COVID-19 complications, and vaccine side effects', *Oncotarget*, 12: 2476-88.

Lee, E. J., D. B. Cines, T. Gernsheimer, C. Kessler, M. Michel, M. D. Tarantino, J. W. Semple, D. M. Arnold, B. Godeau, M. P. Lambert, and J. B. Bussel. 2021. 'Thrombocytopenia following Pfizer and Moderna SARS-CoV-2 vaccination', *Am J Hematol*, 96: 534-37.

Lee, W. S., A. K. Wheatley, S. J. Kent, and B. J. DeKosky. 2020. 'Antibody-dependent enhancement and SARS-CoV-2 vaccines and therapies', *Nat Microbiol*, 5: 1185-91.

Lei, Y., J. Zhang, C. R. Schiavon, M. He, L. Chen, H. Shen, Y. Zhang, Q. Yin, Y. Cho, L. Andrade, G. S. Shadel, M. Hepokoski, T. Lei, H. Wang, J. Zhang, J. X. Yuan, A. Malhotra, U. Manor, S. Wang, Z. Y. Yuan, and J. Y. Shyy. 2021. 'SARS-CoV-2 Spike Protein Impairs Endothelial Function via Downregulation of ACE 2', *Circ Res*, 128: 1323-26.

Lemoine, C., A. G. Giacobbe, E. Bonifacino, L. Karapetyan, and C. Seaman. 2022. 'A case of acquired haemophilia A in a 70-year-old post COVID-19 vaccine', *Haemophilia*, 28: e15-e17.

Li, C., Y. Chen, Y. Zhao, D. Christopher Lung, Z. Ye, W. Song, F. F. Liu, J. P. Cai, W. M. Wong, C. Chik-YanYip, J. Fuk-Woo Chan, K. Kai-Wang To, S. Sridhar, I. Fan-Ngai Hung, H. Chu, K. H. Kok, D. Y. Jin, A. JinxiaZhang, and K. Y. Yuen. 2022. 'Intravenous Injection of Coronavirus Disease 2019 (COVID-19) mRNA Vaccine Can Induce Acute Myopericarditis in Mouse Model', *Clin Infect Dis*, 74: 1933-50.

Liu, J., J. Wang, J. Xu, H. Xia, Y. Wang, C. Zhang, W. Chen, H. Zhang, Q. Liu, R. Zhu, Y. Shi, Z. Shen, Z. Xing, W. Gao, L. Zhou, J. Shao, J. Shi, X. Yang, Y. Deng, L. Wu, Q. Lin, C. Zheng, W. Zhu, C. Wang, Y. E. Sun, and Z. Liu. 2021. 'Comprehensive investigations revealed consistent pathophysiological alterations after vaccination with COVID-19 vaccines', *Cell Discov*, 7: 99.

Liu, L., Q. Wei, Q. Lin, J. Fang, H. Wang, H. Kwok, H. Tang, K. Nishiura, J. Peng, Z. Tan, T. Wu, K. W. Cheung, K. H. Chan, X. Alvarez, C. Qin, A. Lackner, S. Perlman, K. Y. Yuen, and Z. Chen. 2019. 'Anti-spike IgG causes severe acute lung injury by skewing macrophage responses during acute SARS-CoV infection', *JCI Insight*, 4.

Loacker, L., J. Kimpel, Z. Banki, C. Q. Schmidt, A. Griesmacher, and M. Anliker. 2023. 'Increased PD-L1 surface expression on peripheral blood granulocytes and monocytes after vaccination with SARS-Cov-2 mRNA or vector vaccine', *Clin Chem Lab Med*, 61: e17-e19.

Lucena, J., A. Rico, R. Vazquez, R. Marin, C. Martinez, M. Salguero, and L. Miguel. 2009. 'Pulmonary embolism and sudden-unexpected death: prospective study on 2477 forensic autopsies performed at the Institute of Legal Medicine in Seville', *J Forensic Leg Med*, 16: 196-201.

Lyons-Weiler, J. 2020. 'Pathogenic priming likely contributes to serious and critical illness and mortality in COVID-19 via autoimmunity', *J Transl Autoimmun*, 3: 100051.

Ma, H., Z. Zhu, H. Lin, S. Wang, P. Zhang, Y. Li, L. Li, J. Wang, Y. Zhao, and J. Han. 2021. 'Pyroptosis of syncytia formed by fusion of SARS-CoV-2 spike and ACE2-expressing cells', *Cell Discov*, 7: 73.

Ma-Lauer, Y., J. Carbajo-Lozoya, M. Y. Hein, M. A. Muller, W. Deng, J. Lei, B. Meyer, Y. Kusov, B. von Brunn, D. R. Bairad, S. Hunten, C. Drosten, H. Hermeking, H. Leonhardt, M. Mann, R. Hilgenfeld, and A. von Brunn. 2016. 'p53 down-regulates SARS coronavirus replication and is targeted by the SARS-unique domain and PLpro via E3 ubiquitin ligase RCHY1', *Proc Natl Acad Sci U S A*, 113: E5192-201.

Machhi, J., F. Shahjin, S. Das, M. Patel, M. M. Abdelmoaty, J. D. Cohen, P. A. Singh, A. Baldi, N. Bajwa, R. Kumar, L. K. Vora, T. A. Patel, M. D. Oleynikov, D. Soni, P. Yeapuri, I. Mukadam, R. Chakraborty, C. G. Saksena, J. Herskovitz, M. Hasan, D. Oupicky, S. Das, R. F. Donnelly, K. S. Hettie, L. Chang, H. E. Gendelman, and B. D. Kevadiya. 2021. 'A Role for Extracellular Vesicles in SARS-CoV-2 Therapeutics and Prevention', *J Neuroimmune Pharmacol*, 16: 270-88.

Magro, C., A. N. Crowson, L. Franks, P. R. Schaffer, P. Whelan, and G. Nuovo. 2021. 'The histologic and molecular correlates of COVID-19 vaccine-induced changes in the skin', *Clin Dermatol*, 39: 966-84.

Malone, R., and M. Redshaw. 2021. 'Inventor of mRNA Technology: Vaccine Causes Lipid Nanoparticles to Accumulate in 'High Concentrations' in Ovaries. https://childrenshealthdefense.org/defender/mrna-technology-covid-vaccine-lipid-nanoparticles-accumulate-ovaries/.', *The Defender*.

Malone, R. W., P. Tisdall, P. Fremont-Smith, Y. Liu, X. P. Huang, K. M. White, L. Miorin, E. M. Del Olmo, A. Alon, E. Delaforge, C. D. Hennecker, G. Wang, J. Pottel, N. Smith, J. M. Hall, G. Shapiro, A. Mittermaier, A. C. Kruse, A. Garcia-Sastre, B. L. Roth, J. Glasspool-Malone, and D. O. Ricke. 2020. 'COVID-19: Famotidine, Histamine, Mast Cells, and Mechanisms', *Res Sq*.

Manzano, G. S., C. R. S. McEntire, M. Martinez-Lage, F. J. Mateen, and S. K. Hutto. 2021. 'Acute Disseminated Encephalomyelitis and Acute Hemorrhagic Leukoencephalitis Following COVID-19: Systematic Review and Meta-synthesis', *Neurol Neuroimmunol Neuroinflamm*, 8.

Maugeri, M., M. Nawaz, A. Papadimitriou, A. Angerfors, A. Camponeschi, M. Na, M. Holtta, P. Skantze, S. Johansson, M. Sundqvist, J. Lindquist, T. Kjellman, I. L. Martensson, T. Jin, P. Sunnerhagen, S. Ostman, L. Lindfors, and H. Valadi. 2019. 'Linkage between endosomal escape of LNP-mRNA and loading into EVs for transport to other cells', *Nat Commun*, 10: 4333.

Mayer, P.F. 2022a. 'Drastische Zunahme von Krebsfällen seit Anfang 2021 und ihre Ursachen. https://tkp.at/2022/10/30/drastische-zunahme-von-krebsfaellen-seit-anfang-2021-und-ihre-ursachen/.', *tkp Der Blog für Science & Politik*, 30. Oktober 2022.

———. 2022b. 'Gefährliche IgG4 Antikörper durch mRNA Spritzen – die Rolle von B- und T-Zellen. https://tkp.at/2022/12/29/gefaehrliche-igg4-antikoerper-durch-mrna-spritzen-die-rolle-von-b-und-t-zellen/ .', *tkp Der Blog für Science & Politik*, 29. Dezember 2022.

———. 2023. 'Studie bestätigt: Covid-19 Impfung schadet Schwangeren besonders. https://tkp.at/2023/01/08/studie-bestaetigt-covid-19-impfung-schadet-schwangerenbesonders/.', *tkp Der Blog für Science & Politik*, 8. Januar 2023.

McKernan, K., Y. Helbert, L.T. Kane, and S. McLaughlin. 2023. 'Sequencing of bivalent Moderna and Pfizer mRNA vaccines reveals nanogram to microgram quantities of expression vector dsDNA per dose. https://osf.io/b9t7m/?trk=public_post_comment-text.', *OSFPREPRINTS*.

McKernan, K., A. M. Kyriakopoulos, and P. A. McCullough. 2021. 'Differences in Vaccine and SARS-CoV-2 Replication Derived mRNA: Implications for Cell Biology and Future Disease. https://doi.org/10.31219/osf.io/bcsa6.'.

Megra, B. W., E. A. Eugenin, and J. W. Berman. 2017. 'The Role of Shed PrP(c) in the Neuropathogenesis of HIV Infection', *J Immunol*, 199: 224-32.

Meyer, K., T. Patra, Vijayamahantesh, and R. Ray. 2021. 'SARS-CoV-2 Spike Protein Induces Paracrine Senescence and Leukocyte Adhesion in Endothelial Cells', *J Virol*, 95: e0079421.

Mi, S., X. Lee, X. Li, G. M. Veldman, H. Finnerty, L. Racie, E. LaVallie, X. Y. Tang, P. Edouard, S. Howes, J. C. Keith, Jr., and J. M. McCoy. 2000. 'Syncytin is a captive retroviral envelope protein involved in human placental morphogenesis', *Nature*, 403: 785-9.

Millius, S. 2022. 'Über 6000 Kinder fehlen. https://weltwoche.ch/story/ueber-6000-kinder-fehlen/.', *Die Weltwoche*.

Mingot-Castellano, M. E., N. Butta, M. Canaro, M. D. C. Gomez Del Castillo Solano, B. Sanchez-Gonzalez, R. Jimenez-Barcenas, C. Pascual-Izquierdo, G. Caballero-Navarro, L. Entrena Urena, T. Jose Gonzalez-Lopez, and Gepti On Behalf Of The. 2022. 'COVID-19 Vaccines and Autoimmune Hematologic Disorders', *Vaccines (Basel)*, 10.

Mishra, R., and A. C. Banerjea. 2021. 'SARS-CoV-2 Spike Targets USP33-IRF9 Axis via Exosomal miR-148a to Activate Human Microglia', *Front Immunol*, 12: 656700.

Mitchell, J., and Q. Y. Yue. 2021. 'Appendicitis as a possible safety signal for the COVID-19 vaccines', *Vaccine X*, 9: 100122.

Mitchell, R. E., M. Hassan, B. R. Burton, G. Britton, E. V. Hill, J. Verhagen, and D. C. Wraith. 2017. 'IL-4 enhances IL-10 production in Th1 cells: implications for Th1 and Th2 regulation', *Sci Rep*, 7: 11315.

Mongelli, A., V. Barbi, M. Gottardi Zamperla, S. Atlante, L. Forleo, M. Nesta, M. Massetti, A. Pontecorvi, S. Nanni, A. Farsetti, O. Catalano, M. Bussotti, L. A. Dalla Vecchia, T. Bachetti, F. Martelli, M. T. La Rovere, and C. Gaetano. 2021. 'Evidence for Biological Age Acceleration and Telomere Shortening in COVID-19 Survivors', *Int J Mol Sci*, 22.

Mörz, M. 2022. 'A Case Report: Multifocal Necrotizing Encephalitis and Myocarditis after BNT162b2 mRNA Vaccination against COVID-19', *Vaccines (Basel)*, 10.

Mouillet-Richard, S., M. Ermonval, C. Chebassier, J. L. Laplanche, S. Lehmann, J. M. Launay, and O. Kellermann. 2000. 'Signal transduction through prion protein', *Science*, 289: 1925-8.

Mouillet-Richard, S., M. Pietri, B. Schneider, C. Vidal, V. Mutel, J. M. Launay, and O. Kellermann. 2005. 'Modulation of serotonergic receptor signaling and cross-talk by prion protein', *J Biol Chem*, 280: 4592-601.

Mouillet-Richard, S., B. Schneider, E. Pradines, M. Pietri, M. Ermonval, J. Grassi, J. G. Richards, V. Mutel, J. M. Launay, and O. Kellermann. 2007. 'Cellular prion protein signaling in serotonergic neuronal cells', *Ann N Y Acad Sci*, 1096: 106-19.

Mousa, H., T. H. Patel, I. Meadows, and B. Ozdemir. 2022. 'Acute Disseminated Encephalomyelitis (ADEM) After Consecutive Exposures to Mycoplasma and COVID Vaccine: A Case Report', *Cureus*, 14: e26258.

Munro, M., C. Bermingham, O. Nafilyan, O. Gethings, and J. Morgan. 2022. 'Dataset. Deaths by vaccination status, England. Deaths occurring between 1 January 2021 and 31 May 2022 edition of this dataset. https://www.ons.gov.uk/peoplepopulationandcommunity/ birthsdeathsandmarriages/deaths/datasets/deathsbyvaccin ationstatusengland.'.

Murali, A., P. Wong, P. J. Gilbar, and H. M. Mangos. 2022. 'Acquired Hemophilia A following Pfizer-BioNTech SARS CoV-2 mRNA vaccine, successfully treated with prednisolone and rituximab', *J Oncol Pharm Pract*, 28: 1450-53.

Murphy, W. J., and D. L. Longo. 2022. 'A Possible Role for Anti-idiotype Antibodies in SARS-CoV-2 Infection and Vaccination', *N Engl J Med*, 386: 394-96.

Nagaratnam, S. A., A. C. Ferdi, J. Leaney, R. L. K. Lee, Y. T. Hwang, and R. Heard. 2022. 'Acute disseminated encephalomyelitis with bilateral optic neuritis following ChAdOx1 COVID-19 vaccination', *BMC Neurol*, 22: 54.

Nielsen, J., S. K. Norgaard, G. Lanzieri, L. S. Vestergaard, and K. Moelbak. 2021. 'Sex-differences in COVID-19 associated excess mortality is not exceptional for the COVID-19 pandemic', *Sci Rep*, 11: 20815.

Noori, M., S. A. Nejadghaderi, and N. Rezaei. 2022. '"Original antigenic sin": A potential threat beyond the development of booster vaccination against novel SARS-CoV-2 variants', *Infect Control Hosp Epidemiol*, 43: 1091-92.

Nune, A., K. P. Iyengar, C. Goddard, and A. E. Ahmed. 2021. 'Multisystem inflammatory syndrome in an adult following the SARS-CoV-2 vaccine (MIS-V)', *BMJ Case Rep*, 14.

Nunez-Castilla, J., V. Stebliankin, P. Baral, C. A. Balbin, M. Sobhan, T. Cickovski, A. M. Mondal, G. Narasimhan, P. Chapagain, K. Mathee, and J. Siltberg-Liberles. 2022. 'Potential

Autoimmunity Resulting from Molecular Mimicry between SARS-CoV-2 Spike and Human Proteins', *Viruses*, 14.

Nystrom, S., and P. Hammarstrom. 2022. 'Amyloidogenesis of SARS-CoV-2 Spike Protein', *J Am Chem Soc*, 144: 8945-50.

O'Brien, J., H. Hayder, Y. Zayed, and C. Peng. 2018. 'Overview of MicroRNA Biogenesis, Mechanisms of Actions, and Circulation', *Front Endocrinol (Lausanne)*, 9: 402.

Okuya, K., T. Hattori, T. Saito, Y. Takadate, M. Sasaki, W. Furuyama, A. Marzi, Y. Ohiro, S. Konno, T. Hattori, and A. Takada. 2022. 'Multiple Routes of Antibody-Dependent Enhancement of SARS-CoV-2 Infection', *Microbiol Spectr*, 10: e0155321.

Olender, T., I. Keydar, J. M. Pinto, P. Tatarskyy, A. Alkelai, M. S. Chien, S. Fishilevich, D. Restrepo, H. Matsunami, Y. Gilad, and D. Lancet. 2016. 'The human olfactory transcriptome', *BMC Genomics*, 17: 619.

Ols, S., and K. Lore. 2019. 'Imaging the early fate of mRNA vaccines', *Nat Biomed Eng*, 3: 331-32.

Olsthoorn, R. C. 2014. 'G-quadruplexes within prion mRNA: the missing link in prion disease?', *Nucleic Acids Res*, 42: 9327-33.

Ong, S. M., E. Hadadi, T. M. Dang, W. H. Yeap, C. T. Tan, T. P. Ng, A. Larbi, and S. C. Wong. 2018. 'The pro-inflammatory phenotype of the human non-classical monocyte subset is attributed to senescence', *Cell Death Dis*, 9: 266.

Onodera, T., T. Nishimura, K. Sugiura, and A. Sakudo. 2020. 'Function of Prion Protein and the Family Member, Shadoo', *Curr Issues Mol Biol*, 36: 67-88.

Orlandini von Niessen, A. G., M. A. Poleganov, C. Rechner, A. Plaschke, L. M. Kranz, S. Fesser, M. Diken, M. Lower, B. Vallazza, T. Beissert, V. Bukur, A. N. Kuhn, O. Tureci, and U. Sahin. 2019. 'Improving mRNA-Based Therapeutic Gene Delivery by Expression-Augmenting 3' UTRs Identified by Cellular Library Screening', *Mol Ther*, 27: 824-36.

Palmer, M., and S. Bhakdi. 2022. 'Vascular and organ damage induced by mRNA vaccines: irrefutable proof of causality. https://doctors4covidethics.org/vascular-and-organ-damage-induced-by-mrna-vaccines-irrefutable-proof-of-causality/. Anmerkung: Dieser Artikel ist zum jetzigen Zeitpunkt (Anfang 2023) durch Suchmaschinen leider sehr schwer zu finden, da es offenbar starke Interessen gibt, die darin geschilderten Erkenntnisse der Öffentlichkeit vorzuenthalten.', *doctors4covidethics.org*.

Pan, X. W., D. Xu, H. Zhang, W. Zhou, L. H. Wang, and X. G. Cui. 2020. 'Identification of a potential mechanism of acute kidney injury during the COVID-19 outbreak: a study based on single-cell transcriptome analysis', *Intensive Care Med*, 46: 1114-16.

Pardi, N., M. J. Hogan, F. W. Porter, and D. Weissman. 2018. 'mRNA vaccines - a new era in vaccinology', *Nat Rev Drug Discov*, 17: 261-79.

Park, J. W., P. N. P. Lagniton, Y. Liu, and R. H. Xu. 2021. 'mRNA vaccines for COVID-19: what, why and how', *Int J Biol Sci*, 17: 1446-60.

Patterson, B. K., E. B. Francisco, R. Yogendra, E. Long, A. Pise, H. Rodrigues, E. Hall, M. Herrera, P. Parikh, J. Guevara-Coto, T. J. Triche, P. Scott, S. Hekmati, D. Maglinte, X. Chang, R. A. Mora-Rodriguez, and J. Mora. 2021. 'Persistence of SARS CoV-2 S1 Protein in CD16+ Monocytes in Post-Acute Sequelae of COVID-19 (PASC) up to 15 Months Post-Infection', *Front Immunol*, 12: 746021.

Peralta-Amaro, A. L., M. I. Tejada-Ruiz, K. L. Rivera-Alvarado, O. J. Cobos-Quevedo, P. Romero-Hernandez, W. Macias-Arroyo, A. Avendano-Ponce, J. Hurtado-Diaz, O. Vera-Lastra, and A. Lucas-Hernandez. 2022. 'Atypical Kawasaki Disease after COVID-19 Vaccination: A New Form of Adverse Event Following Immunization', *Vaccines (Basel)*, 10.

Perez, J.C., C. Moret-Chalmin, and L. Montagnier. 2022. 'Towards the emergence of a new form of the neurodegenerative Creutzfeldt-Jakob disease: Twenty six cases of CJD declared a few days after a COVID-19 "vaccine" Jab.
', *Zenodo: https://zenodo.org/record/6641999#.Y3KCSWzMIdo ODER https://www.scienceopen.com/document?vid=01340cc7-200a-40fc-8470-6b101f8ab39b.*

Perico, L., M. Morigi, M. Galbusera, A. Pezzotta, S. Gastoldi, B. Imberti, A. Perna, P. Ruggenenti, R. Donadelli, A. Benigni, and G. Remuzzi. 2022. 'SARS-CoV-2 Spike Protein 1 Activates Microvascular Endothelial Cells and Complement System Leading to Platelet Aggregation', *Front Immunol*, 13: 827146.

Perlman, S., and A. A. Dandekar. 2005. 'Immunopathogenesis of coronavirus infections: implications for SARS', *Nat Rev Immunol*, 5: 917-27.

Permezel, F., B. Borojevic, S. Lau, and H. H. de Boer. 2022. 'Acute disseminated encephalomyelitis (ADEM) following recent Oxford/AstraZeneca COVID-19 vaccination', *Forensic Sci Med Pathol*, 18: 74-79.

Perricone, C., F. Ceccarelli, G. Nesher, E. Borella, Q. Odeh, F. Conti, Y. Shoenfeld, and G. Valesini. 2014. 'Immune thrombocytopenic purpura (ITP) associated with vaccinations: a review of reported cases', *Immunol Res*, 60: 226-35.

Petras, M., and I. Kralova Lesna. 2022. 'SARS-CoV-2 vaccination in the context of original antigenic sin', *Hum Vaccin Immunother*, 18: 1949953.

Pfeiffer, M.B. 2022. 'The Missing Babies of Europe. https://rescue.substack.com/p/the-missing-babies-of-europe.'.

Pfizer. 2022. 'A Phase 1/2/3, Placebo-controlled, randomized, observer-blind, dose-finding study to evaluate the safety tolerability, immunogenicity, and efficacy of SARS-CoV-2 RNA vaccine candidates against Covid-19 in healthy individuals. https://cdn.pfizer.com/pfizercom/2020-11/C4591001_Clinical_Protocol_Nov2020.pdf.'.

Ping, H., K. Zhang, Y. Wang, X. Tong, Z. Chen, C. Cai, Z. Lu, X. Gui, L. Liu, X. Wang, and H. Ke. 2021. 'Cell death and pathological findings of the spleen in COVID-19 patients', *Pathol Res Pract*, 227: 153610.

Pirola, C.J., and S. Sookian. 'SARS-CoV-2 virus and liver expression of host receptors: putative mechanisms of liver involvement in COVID-19.', *Liver International*, 40: 1795-2043.

Pittoggi, C., R. Beraldi, I. Sciamanna, L. Barberi, R. Giordano, A. R. Magnano, L. Torosantucci, E. Pescarmona, and C. Spadafora. 2006. 'Generation of biologically active retro-genes upon interaction of mouse spermatozoa with exogenous DNA', *Mol Reprod Dev*, 73: 1239-46.

Pogue, A. I., and W. J. Lukiw. 2021. 'microRNA-146a-5p, Neurotropic Viral Infection and Prion Disease (PrD)', *Int J Mol Sci*, 22.

Poli, K., S. Poli, and U. Ziemann. 2022. 'Multiple Autoimmune Syndromes Including Acute Disseminated Encephalomyelitis, Myasthenia Gravis, and Thyroiditis Following Messenger Ribonucleic Acid-Based COVID-19 Vaccination: A Case Report', *Front Neurol*, 13: 913515.

Porto-Carreiro, I., B. Fevrier, S. Paquet, D. Vilette, and G. Raposo. 2005. 'Prions and exosomes: from PrPc trafficking to PrPsc propagation', *Blood Cells Mol Dis*, 35: 143-8.

Powell, J. T., N. Vine, and M. Crossman. 1992. 'On the accumulation of D-aspartate in elastin and other proteins of the ageing aorta', *Atherosclerosis*, 97: 201-8.

Prusiner, S. B. 1982. 'Novel proteinaceous infectious particles cause scrapie', *Science*, 216: 136-44.

Qi, J., Y. Zhou, J. Hua, L. Zhang, J. Bian, B. Liu, Z. Zhao, and S. Jin. 2021. 'The scRNA-seq Expression Profiling of the Receptor

ACE2 and the Cellular Protease TMPRSS2 Reveals Human Organs Susceptible to SARS-CoV-2 Infection', *Int J Environ Res Public Health*, 18.

Radwi, M., and S. Farsi. 2021. 'A case report of acquired hemophilia following COVID-19 vaccine', *J Thromb Haemost*, 19: 1515-18.

Rahic, Z., E. Buratti, and S. Cappelli. 2023. 'Reviewing the Potential Links between Viral Infections and TDP-43 Proteinopathies', *Int J Mol Sci*, 24.

Reiss, K., and S. Bhakdi. 2020. *Corona Fehlalarm? Zahlen, Daten und Hintergründe.* (Goldegg Verlag GmbH).

Ren, H., C. Ma, H. Peng, B. Zhang, L. Zhou, Y. Su, X. Gao, and H. Huang. 2021. 'Micronucleus production, activation of DNA damage response and cGAS-STING signaling in syncytia induced by SARS-CoV-2 infection', *Biol Direct*, 16: 20.

Rhea, E. M., A. F. Logsdon, K. M. Hansen, L. M. Williams, M. J. Reed, K. K. Baumann, S. J. Holden, J. Raber, W. A. Banks, and M. A. Erickson. 2021. 'The S1 protein of SARS-CoV-2 crosses the blood-brain barrier in mice', *Nat Neurosci*, 24: 368-78.

Ricke, D. O. 2021. 'Two Different Antibody-Dependent Enhancement (ADE) Risks for SARS-CoV-2 Antibodies', *Front Immunol*, 12: 640093.

Ricke, D. O., N. Gherlone, P. Fremont-Smith, P. Tisdall, and M. Fremont-Smith. 2020. 'Kawasaki disease, multisystem inflammatory syndrome in children: antibody-induced mast cell activation hypothesis.', *J Pediatrics Pediatr Med*, 4: 1-4.

Rinaldi, V., G. Bellucci, M. C. Buscarinu, R. Renie, A. Marrone, M. Nasello, V. Zancan, R. Nistri, R. Palumbo, A. Salerno, M. Salvetti, and G. Ristori. 2022. 'CNS inflammatory demyelinating events after COVID-19 vaccines: A case series and systematic review', *Front Neurol*, 13: 1018785.

Rivellese, F., and E. Prediletto. 2020. 'ACE2 at the centre of COVID-19 from paucisymptomatic infections to severe pneumonia', *Autoimmun Rev*, 19: 102536.

Robertson, C., S. A. Booth, D. R. Beniac, M. B. Coulthart, T. F. Booth, and A. McNicol. 2006. 'Cellular prion protein is released on exosomes from activated platelets', *Blood*, 107: 3907-11.

Robles, J. P., M. Zamora, E. Adan-Castro, L. Siqueiros-Marquez, G. Martinez de la Escalera, and C. Clapp. 2022. 'The spike protein of SARS-CoV-2 induces endothelial inflammation through integrin alpha5beta1 and NF-kappaB signaling', *J Biol Chem*, 298: 101695.

Rodriguez-Puertas, R. 2020. 'ACE2 activators for the treatment of COVID 19 patients', *J Med Virol*, 92: 1701-02.

Roltgen, K., S. C. A. Nielsen, O. Silva, S. F. Younes, M. Zaslavsky, C. Costales, F. Yang, O. F. Wirz, D. Solis, R. A. Hoh, A. Wang, P. S. Arunachalam, D. Colburg, S. Zhao, E. Haraguchi, A. S. Lee, M. M. Shah, M. Manohar, I. Chang, F. Gao, V. Mallajosyula, C. Li, J. Liu, M. J. Shoura, S. B. Sindher, E. Parsons, N. J. Dashdorj, N. D. Dashdorj, R. Monroe, G. E. Serrano, T. G. Beach, R. S. Chinthrajah, G. W. Charville, J. L. Wilbur, J. N. Wohlstadter, M. M. Davis, B. Pulendran, M. L. Troxell, G. B. Sigal, Y. Natkunam, B. A. Pinsky, K. C. Nadeau, and S. D. Boyd. 2022. 'Immune imprinting, breadth of variant recognition, and germinal center response in human SARS-CoV-2 infection and vaccination', *Cell*, 185: 1025-40 e14.

Roncati, L., and B. Palmieri. 2020. 'What about the original antigenic sin of the humans versus SARS-CoV-2?', *Med Hypotheses*, 142: 109824.

Rosichini, M., V. Bordoni, D. A. Silvestris, D. Mariotti, G. Matusali, A. Cardinale, G. Zambruno, A. G. Condorelli, S. Flamini, S. Genah, M. Catanoso, F. Del Nonno, M. Trezzi, L. Galletti, C. De Stefanis, N. Cicolani, S. Petrini, C. Quintarelli, C. Agrati, F. Locatelli, and E. Velardi. 2023. 'SARS-CoV-2 infection of thymus induces loss of function that correlates with disease severity', *J Allergy Clin Immunol*, 151: 911-21.

Ryan, F. 2009. *Virolution.* (Harper Collins, London).

Sabate, R., F. Rousseau, J. Schymkowitz, C. Batlle, and S. Ventura. 2015. 'Amyloids or prions? That is the question', *Prion*, 9: 200-6.

Salamanna, F., M. Maglio, M. P. Landini, and M. Fini. 2020. 'Body Localization of ACE-2: On the Trail of the Keyhole of SARS-CoV-2', *Front Med (Lausanne)*, 7: 594495.

Salzman, M. B., C. W. Huang, C. M. O'Brien, and R. D. Castillo. 2021. 'Multisystem Inflammatory Syndrome after SARS-CoV-2 Infection and COVID-19 Vaccination', *Emerg Infect Dis*, 27: 1944-48.

Samavati, L., and B. D. Uhal. 2020. 'ACE2, Much More Than Just a Receptor for SARS-COV-2', *Front Cell Infect Microbiol*, 10: 317.

Sanchez-Zuno, G. A., M. G. Matuz-Flores, G. Gonzalez-Estevez, F. Nicoletti, F. J. Turrubiates-Hernandez, K. Mangano, and J. F. Munoz-Valle. 2021. 'A review: Antibody-dependent enhancement in COVID-19: The not so friendly side of antibodies', *Int J Immunopathol Pharmacol*, 35: 20587384211050199.

Schilling, F. 2021. *Post Vakzin Syndrom. Handbuch für Geschädigte der Corona-Impfung.* (Tredition GmbH Hamburg.).

———. 2022. 'Covid-Sterblichkeit nach Impfung: Geimpfte häufiger betroffen. https://odysee.com/@florian_schilling_science:d/oxfort_m ortality:9.', *Odysee Video Plattform*.

Schmeling, M., V. Manniche, and P. R. Hansen. 2023. 'Batch-dependent safety of the BNT162b2 mRNA COVID-19 vaccine', *Eur J Clin Invest*: e13998.

Schmelzer, C. E. H., and L. Duca. 2022. 'Elastic fibers: formation, function, and fate during aging and disease', *FEBS J*, 289: 3704-30.

Schumacher, I., M. Fischer, J. Hartmann, K. A. Hilker, U. Kasper, and J. C. Becker. 2021. '[Kawasaki syndrome in a 9-year-old boy as a result of COVID-19]', *Monatsschr Kinderheilkd*, 169: 1067-71.

Schwab, C., L. M. Domke, L. Hartmann, A. Stenzinger, T. Longerich, and P. Schirmacher. 2022. 'Autopsy-based histopathological characterization of myocarditis after anti-SARS-CoV-2-vaccination', *Clin Res Cardiol*: 1-10.

Schwarzenbach, H., and P. B. Gahan. 2021. 'Exosomes in Immune Regulation', *Noncoding RNA*, 7.

Seneff, S., A. M. Kyriakopoulos, G. Nigh, and P. A. McCullough. 2022. 'SARS-CoV-2 Spike Protein in the Pathogenesis of Prion-like Diseases.', *Diseases*, 10 (10.22541/au.166069342.27133443/v1).

———. 2023. 'A Potential Role of the Spike Protein in Neurodegenerative Diseases: A Narrative Review', *Cureus*, 15: e34872.

Seneff, S., and G. Nigh. 2021. 'Worse Than the Disease? Reviewing Some Possible Unintended Consequences of the mRNA Vaccines Against COVID-19.', *International Journal of Vaccine Theory, Practice and Research*, 2 (1), May 10.

Seneff, S., G. Nigh, A. M. Kyriakopoulos, and P. A. McCullough. 2022. 'Innate immune suppression by SARS-CoV-2 mRNA vaccinations: The role of G-quadruplexes, exosomes, and MicroRNAs', *Food Chem Toxicol*, 164: 113008.

Sfera, A., K.G. Thomas, D.O. Sfera, J.J. Anton, C.V. Andronescu, N. Jafri, S. Sasannia, and Z. Kozlakidis. 2022. 'Do Messenger RNA Vaccines Induce Pathological Syncytia? https://clinmedjournals.org/articles/ijpcr/international-journal-of-pathology-and-clinical-research-ijpcr-8-

137.php?jid=ijpcr.', *International Journal of Pathology and Clinical Research*, 8: 137.

Shapiro, S. D., S. K. Endicott, M. A. Province, J. A. Pierce, and E. J. Campbell. 1991. 'Marked longevity of human lung parenchymal elastic fibers deduced from prevalence of D-aspartate and nuclear weapons-related radiocarbon', *J Clin Invest*, 87: 1828-34.

Shepherd, M. C., E. Radnaa, O. A. Tantengco, T. Kechichian, R. Urrabaz-Garza, A. K. Kammala, S. Sheller-Miller, and R. Menon. 2021. 'Extracellular vesicles from maternal uterine cells exposed to risk factors cause fetal inflammatory response', *Cell Commun Signal*, 19: 100.

Shimizu, J., T. Sasaki, R. Koketsu, R. Morita, Y. Yoshimura, A. Murakami, Y. Saito, T. Kusunoki, Y. Samune, E. E. Nakayama, K. Miyazaki, and T. Shioda. 2022. 'Reevaluation of antibody-dependent enhancement of infection in anti-SARS-CoV-2 therapeutic antibodies and mRNA-vaccine antisera using FcR- and ACE2-positive cells', *Sci Rep*, 12: 15612.

Shroff, H., S. K. Satapathy, J. M. Crawford, N. J. Todd, and L. B. VanWagner. 2022. 'Liver injury following SARS-CoV-2 vaccination: A multicenter case series', *J Hepatol*, 76: 211-14.

Shrotri, M., A. M. D. Navaratnam, V. Nguyen, T. Byrne, C. Geismar, E. Fragaszy, S. Beale, W. L. E. Fong, P. Patel, J. Kovar, A. C. Hayward, R. W. Aldridge, and Collaborative Virus Watch. 2021. 'Spike-antibody waning after second dose of BNT162b2 or ChAdOx1', *Lancet*, 398: 385-87.

Singh, N., and A. Bharara Singh. 2020. 'S2 subunit of SARS-nCoV-2 interacts with tumor suppressor protein p53 and BRCA: an in silico study', *Transl Oncol*, 13: 100814.

Siripanthong, B., S. Nazarian, D. Muser, R. Deo, P. Santangeli, M. Y. Khanji, L. T. Cooper, Jr., and C. A. A. Chahal. 2020. 'Recognizing COVID-19-related myocarditis: The possible pathophysiology and proposed guideline for diagnosis and management', *Heart Rhythm*, 17: 1463-71.

Skinner, N. A., C. M. MacIsaac, J. A. Hamilton, and K. Visvanathan. 2005. 'Regulation of Toll-like receptor (TLR)2 and TLR4 on CD14dimCD16+ monocytes in response to sepsis-related antigens', *Clin Exp Immunol*, 141: 270-8.

Smatti, M. K., A. A. Al Thani, and H. M. Yassine. 2018. 'Viral-Induced Enhanced Disease Illness', *Front Microbiol*, 9: 2991.

Solis-Moreira, J. 2021. 'High expression of ACE2 receptors in developing ovaries increases SARS-CoV-2 risk. https://www.news-medical.net/news/20210225/High-expression-of-ACE2-receptors-in-developing-ovaries-increases-SARS-CoV-2-risk.aspx.', *News Medical Life Sciences*, Feb 25.

Sonigra, K.J., K. Sarna, V.P. Vaghela, and S. Guthua. 2022. 'An Interesting Case of Fatal Myasthenic Crisis Probably Induced by the COVID-19 Vaccine', *Cureus*, 17: e23251.

Steele, A. D., J. G. Emsley, P. H. Ozdinler, S. Lindquist, and J. D. Macklis. 2006. 'Prion protein (PrPc) positively regulates neural precursor proliferation during developmental and adult mammalian neurogenesis', *Proc Natl Acad Sci U S A*, 103: 3416-21.

Steger, K., and W. Bergholz. 2023. 'Do COVID-19 RNA-Injections Affect Male Fertility? Latest Facts and Perspective. https://www.jelsciences.com/articles/jbres1648.pdf', *Journal of Biomedical Research and Environmental Sciences*, 4: 050-63.

Stingi, A., and L. Cirillo. 2021. 'SARS-CoV-2 infection and cancer: Evidence for and against a role of SARS-CoV-2 in cancer onset', *Bioessays*, 43: e2000289.

Stokes, A., J. Pion, O. Binazon, B. Laffont, M. Bigras, G. Dubois, K. Blouin, J. K. Young, M. A. Ringenberg, N. Ben Abdeljelil, J. Haruna, and L. A. Rodriguez. 2020. 'Nonclinical safety assessment of repeated administration and biodistribution of a novel rabies self-amplifying mRNA vaccine in rats', *Regul Toxicol Pharmacol*, 113: 104648.

Sui, Y., J. Li, D. J. Venzon, and J. A. Berzofsky. 2021. 'SARS-CoV-2 Spike Protein Suppresses ACE2 and Type I Interferon Expression in Primary Cells From Macaque Lung Bronchoalveolar Lavage', *Front Immunol*, 12: 658428.

Sun, C. L. F., E. Jaffe, and R. Levi. 2022. 'Increased emergency cardiovascular events among under-40 population in Israel during vaccine rollout and third COVID-19 wave', *Sci Rep*, 12: 6978.

Sun, Y., L. Liu, X. Pan, and M. Jing. 2006. 'Mechanism of the action between the SARS-CoV S240 protein and the ACE2 receptor in eyes', *International Journal of Ophthalmology*, 6: 783-86.

Suresh, S.J., and Y. J. Suzuki. 2021. 'SARS-CoV-2 Spike Protein and Lung Vascular Cells', *J. Respir.*, 1: 40-48.

Suzuki, Y. J. 2020. 'The viral protein fragment theory of COVID-19 pathogenesis', *Med Hypotheses*, 144: 110267.

Suzuki, Y. J., and S. G. Gychka. 2021. 'SARS-CoV-2 Spike Protein Elicits Cell Signaling in Human Host Cells: Implications for Possible Consequences of COVID-19 Vaccines', *Vaccines (Basel)*, 9.

Suzuki, Y. J., S. I. Nikolaienko, V. A. Dibrova, Y. V. Dibrova, V. M. Vasylyk, M. Y. Novikov, N. V. Shults, and S. G. Gychka. 2021. 'SARS-CoV-2 spike protein-mediated cell signaling in lung vascular cells', *Vascul Pharmacol*, 137: 106823.

Tagliaferri, A. R., S. Narvaneni, M. H. Azzam, and W. Grist. 2021. 'A Case of COVID-19 Vaccine Causing a Myasthenia Gravis Crisis', *Cureus*, 13: e15581.

Talotta, R., and E. S. Robertson. 2021. 'Antiphospholipid antibodies and risk of post-COVID-19 vaccination thrombophilia: The straw that breaks the camel's back?', *Cytokine Growth Factor Rev*, 60: 52-60.

Tan, Y., Q. Chen, X. Li, Z. Zeng, W. Xiong, G. Li, X. Li, J. Yang, B. Xiang, and M. Yi. 2021. 'Pyroptosis: a new paradigm of cell death for fighting against cancer', *J Exp Clin Cancer Res*, 40: 153.

Tavassoly, O., F. Safavi, and I. Tavassoly. 2020. 'Heparin-binding Peptides as Novel Therapies to Stop SARS-CoV-2 Cellular Entry and Infection', *Mol Pharmacol*, 98: 612-19.

Terentes-Printzios, D., V. Gardikioti, E. Solomou, E. Emmanouil, I. Gourgouli, P. Xydis, G. Christopoulou, C. Georgakopoulos, I. Dima, A. Miliou, G. Lazaros, M. Pirounaki, K. Tsioufis, and C. Vlachopoulos. 2022. 'The effect of an mRNA vaccine against COVID-19 on endothelial function and arterial stiffness', *Hypertens Res*, 45: 846-55.

Terry, D. M., and S. E. Devine. 2019. 'Aberrantly High Levels of Somatic LINE-1 Expression and Retrotransposition in Human Neurological Disorders', *Front Genet*, 10: 1244.

Tetz, G., and V. Tetz. 2018. 'Prion-like Domains in Eukaryotic Viruses', *Sci Rep*, 8: 8931.

———. 2022. 'Prion-like Domains in Spike Protein of SARS-CoV-2 Differ across Its Variants and Enable Changes in Affinity to ACE2', *Microorganisms*, 10.

Thery, C., L. Zitvogel, and S. Amigorena. 2002. 'Exosomes: composition, biogenesis and function', *Nat Rev Immunol*, 2: 569-79.

Thomas, C. A., A. C. Paquola, and A. R. Muotri. 2012. 'LINE-1 retrotransposition in the nervous system', *Annu Rev Cell Dev Biol*, 28: 555-73.

Thorp, J.A., C. Rogers, M.P. Deskevich, S. Tankersley, A. Benavides, M.D. Redshaw, and P. A. McCullough. 2022. 'COVID-19 Vaccines: The Impact on Pregnancy Outcomes and Menstrual Function. https://www.preprints.org/manuscript/202209.0430/v2.', *Preprints*.

Tipnis, S. R., N. M. Hooper, R. Hyde, E. Karran, G. Christie, and A. J. Turner. 2000. 'A human homolog of angiotensin-converting enzyme. Cloning and functional expression as a captopril-insensitive carboxypeptidase', *J Biol Chem*, 275: 33238-43.

Tondo, G., E. Virgilio, A. Naldi, A. Bianchi, and C. Comi. 2022. 'Safety of COVID-19 Vaccines: Spotlight on Neurological Complications', *Life (Basel)*, 12.

Tripathi, U., R. Nchioua, Lgpl Prata, Y. Zhu, E. O. W. Gerdes, N. Giorgadze, T. Pirtskhalava, E. Parker, A. Xue, J. M. Espindola-Netto, S. Stenger, P. D. Robbins, L. J. Niedernhofer, S. L. Dickinson, D. B. Allison, F. Kirchhoff, K. M. J. Sparrer, T. Tchkonia, and J. L. Kirkland. 2021. 'SARS-CoV-2 causes senescence in human cells and exacerbates the senescence-associated secretory phenotype through TLR-3', *Aging (Albany NY)*, 13: 21838-54.

Tseng, C. T., E. Sbrana, N. Iwata-Yoshikawa, P. C. Newman, T. Garron, R. L. Atmar, C. J. Peters, and R. B. Couch. 2012. 'Immunization with SARS coronavirus vaccines leads to pulmonary immunopathology on challenge with the SARS virus', *PLoS One*, 7: e35421.

Turner, J. S., J. A. O'Halloran, E. Kalaidina, W. Kim, A. J. Schmitz, J. Q. Zhou, T. Lei, M. Thapa, R. E. Chen, J. B. Case, F. Amanat, A. M. Rauseo, A. Haile, X. Xie, M. K. Klebert, T. Suessen, W. D. Middleton, P. Y. Shi, F. Krammer, S. A. Teefey, M. S. Diamond, R. M. Presti, and A. H. Ellebedy. 2021. 'SARS-CoV-2 mRNA vaccines induce persistent human germinal centre responses', *Nature*, 596: 109-13.

Twentyman, E., M. Wallace, L. E. Roper, T. C. Anderson, A. B. Rubis, K. E. Fleming-Dutra, E. Hall, J. Hsu, H. G. Rosenblum, M. Godfrey, W. R. Archer, D. L. Moulia, L. Daniel, O. Brooks, H. K. Talbot, G. M. Lee, B. P. Bell, M. Daley, S. Meyer, and S. E. Oliver. 2022. 'Interim Recommendation of the Advisory Committee on Immunization Practices for Use of the

Novavax COVID-19 Vaccine in Persons Aged >/=18 years - United States, July 2022', *MMWR Morb Mortal Wkly Rep*, 71: 988-92.

Ugalde, C. L., D. I. Finkelstein, V. A. Lawson, and A. F. Hill. 2016. 'Pathogenic mechanisms of prion protein, amyloid-beta and alpha-synuclein misfolding: the prion concept and neurotoxicity of protein oligomers', *J Neurochem*, 139: 162-80.

Vaduganathan, M., O. Vardeny, T. Michel, J. J. V. McMurray, M. A. Pfeffer, and S. D. Solomon. 2020. 'Renin-Angiotensin-Aldosterone System Inhibitors in Patients with Covid-19', *N Engl J Med*, 382: 1653-59.

van der Wijst, M. G. P., S. E. Vazquez, G. C. Hartoularos, P. Bastard, T. Grant, R. Bueno, D. S. Lee, J. R. Greenland, Y. Sun, R. Perez, A. Ogorodnikov, A. Ward, S. A. Mann, K. L. Lynch, C. Yun, D. V. Havlir, G. Chamie, C. Marquez, B. Greenhouse, M. S. Lionakis, P. J. Norris, L. J. Dumont, K. Kelly, P. Zhang, Q. Zhang, A. Gervais, T. Le Voyer, A. Whatley, Y. Si, A. Byrne, A. J. Combes, A. A. Rao, Y. S. Song, G. K. Fragiadakis, K. Kangelaris, C. S. Calfee, D. J. Erle, C. Hendrickson, M. F. Krummel, P. G. Woodruff, C. R. Langelier, J. L. Casanova, J. L. Derisi, M. S. Anderson, C. J. Ye, and Ucsf Comet consortium. 2021. 'Type I interferon autoantibodies are associated with systemic immune alterations in patients with COVID-19', *Sci Transl Med*, 13: eabh2624.

van Erp, E. A., P. B. van Kasteren, T. Guichelaar, I. M. L. Ahout, C. A. M. de Haan, W. Luytjes, G. Ferwerda, and O. Wicht. 2017. 'In Vitro Enhancement of Respiratory Syncytial Virus Infection by Maternal Antibodies Does Not Explain Disease Severity in Infants', *J Virol*, 91.

Van Haren, K., B. H. Tomooka, B. A. Kidd, B. Banwell, A. Bar-Or, T. Chitnis, S. N. Tenembaum, D. Pohl, K. Rostasy, R. C. Dale, K. C. O'Connor, D. A. Hafler, L. Steinman, and W. H. Robinson.

2013. 'Serum autoantibodies to myelin peptides distinguish acute disseminated encephalomyelitis from relapsing-remitting multiple sclerosis', *Mult Scler*, 19: 1726-33.

van Riel, D., R. Verdijk, and T. Kuiken. 2015. 'The olfactory nerve: a shortcut for influenza and other viral diseases into the central nervous system', *J Pathol*, 235: 277-87.

van Schendel, R., S. F. Roerink, V. Portegijs, S. van den Heuvel, and M. Tijsterman. 2015. 'Polymerase Theta is a key driver of genome evolution and of CRISPR/Cas9-mediated mutagenesis', *Nat Commun*, 6: 7394.

Vemula, S., J. Shi, P. Hanneman, L. Wei, and R. Kapur. 2010. 'ROCK1 functions as a suppressor of inflammatory cell migration by regulating PTEN phosphorylation and stability', *Blood*, 115: 1785-96.

Verma, V., S. Sondhi, R. Sharma, and K. Mahajan. 2020. 'COVID-19 associated viral myocarditis: does it exist?', *Monaldi Arch Chest Dis*, 90.

Visacri, M. B., A. S. Nicoletti, E. C. Pincinato, P. Loren, N. Saavedra, K. Saavedra, L. A. Salazar, and P. Moriel. 2021. 'Role of miRNAs as biomarkers of COVID-19: a scoping review of the status and future directions for research in this field', *Biomark Med*, 15: 1785-95.

Vogrig, A., F. Janes, G. L. Gigli, F. Curcio, I. D. Negro, S. D'Agostini, M. Fabris, and M. Valente. 2021. 'Acute disseminated encephalomyelitis after SARS-CoV-2 vaccination', *Clin Neurol Neurosurg*, 208: 106839.

Vojdani, A., and D. Kharrazian. 2020. 'Potential antigenic cross-reactivity between SARS-CoV-2 and human tissue with a possible link to an increase in autoimmune diseases', *Clin Immunol*, 217: 108480.

Vojdani, A., E. Vojdani, and D. Kharrazian. 2020. 'Reaction of Human Monoclonal Antibodies to SARS-CoV-2 Proteins With Tissue

Antigens: Implications for Autoimmune Diseases', *Front Immunol*, 11: 617089.

Wallukat, G., B. Hohberger, K. Wenzel, J. Furst, S. Schulze-Rothe, A. Wallukat, A. S. Honicke, and J. Muller. 2021. 'Functional autoantibodies against G-protein coupled receptors in patients with persistent Long-COVID-19 symptoms', *J Transl Autoimmun*, 4: 100100.

Wang, D., B. Hu, C. Hu, F. Zhu, X. Liu, J. Zhang, B. Wang, H. Xiang, Z. Cheng, Y. Xiong, Y. Zhao, Y. Li, X. Wang, and Z. Peng. 2020. 'Clinical Characteristics of 138 Hospitalized Patients With 2019 Novel Coronavirus-Infected Pneumonia in Wuhan, China', *JAMA*, 323: 1061-69.

Wang, E., R. Thombre, Y. Shah, R. Latanich, and J. Wang. 2021. 'G-Quadruplexes as pathogenic drivers in neurodegenerative disorders', *Nucleic Acids Res*, 49: 4816-30.

Wang, G., Y. Huang, L. L. Wang, Y. F. Zhang, J. Xu, Y. Zhou, G. F. Lourenco, B. Zhang, Y. Wang, R. J. Ren, G. M. Halliday, and S. D. Chen. 2016. 'MicroRNA-146a suppresses ROCK1 allowing hyperphosphorylation of tau in Alzheimer's disease', *Sci Rep*, 6: 26697.

Wang, H., Q. Chen, Y. Hu, X. Wu, L. Dai, Y. Zhang, F. Li, J. Lu, Y. Chen, and X. Liu. 2021. 'Pathogenic antibodies induced by spike proteins of COVID-19 and SARS-CoV

viruses ', *Research Square*.

Wang, Y. , T.C. Hsieh, G.Y. Lee, S. Gorelick, and D. Maslak. 2021. 'Ulcerative Colitis Flare-Ups Following mRNA COVID-19 Vaccination. https://pesquisa.bvsalud.org/global-literature-on-novel-coronavirus-2019-ncov/resource/pt/covidwho-1534803.', *American Journal of Gastroenterology*, 116 (Suppl): 1029.

Wang, Z., and X. Xu. 2020. 'scRNA-seq Profiling of Human Testes Reveals the Presence of the ACE2 Receptor, A Target for

SARS-CoV-2 Infection in Spermatogonia, Leydig and Sertoli Cells', *Cells*, 9.

Watad, A., G. De Marco, H. Mahajna, A. Druyan, M. Eltity, N. Hijazi, A. Haddad, M. Elias, D. Zisman, M. E. Naffaa, M. Brodavka, Y. Cohen, A. Abu-Much, M. Abu Elhija, C. Bridgewood, P. Langevitz, J. McLorinan, N. L. Bragazzi, H. Marzo-Ortega, M. Lidar, C. Calabrese, L. Calabrese, E. Vital, Y. Shoenfeld, H. Amital, and D. McGonagle. 2021. 'Immune-Mediated Disease Flares or New-Onset Disease in 27 Subjects Following mRNA/DNA SARS-CoV-2 Vaccination', *Vaccines (Basel)*, 9.

Weingartl, H., M. Czub, S. Czub, J. Neufeld, P. Marszal, J. Gren, G. Smith, S. Jones, R. Proulx, Y. Deschambault, E. Grudeski, A. Andonov, R. He, Y. Li, J. Copps, A. Grolla, D. Dick, J. Berry, S. Ganske, L. Manning, and J. Cao. 2004. 'Immunization with modified vaccinia virus Ankara-based recombinant vaccine against severe acute respiratory syndrome is associated with enhanced hepatitis in ferrets', *J Virol*, 78: 12672-6.

Wells, S.D. 2022. 'VACCINES need NEW WARNING: Sarcoma cancer tumor may develop at vaccine injection site. https://www.naturalnews.com/2022-06-06-sarcoma-cancer-tumors-develop-at-injection-site.html#. https://citizens.news/623572.html.', *Naturalnews*, June 06, 2022.

Whitlock, J. M., and L. V. Chernomordik. 2021. 'Flagging fusion: Phosphatidylserine signaling in cell-cell fusion', *J Biol Chem*, 296: 100411.

Wodarg, W. 2021. *Falsche Pandemien. Argumente gegen die Herrschaft der Angst.* (Rubikon Betriebsgesellschaft mbH München: München).

Wolska-Krawczyk, M. 2022. 'Akute disseminierte Enzephalomyelitis.', *Radiologe*, 62: 316-21.

Wood, R. D., and S. Doublie. 2016. 'DNA polymerase theta (POLQ), double-strand break repair, and cancer', *DNA Repair (Amst)*, 44: 22-32.

Wu, Z., X. Zhang, Z. Huang, and K. Ma. 2022. 'SARS-CoV-2 Proteins Interact with Alpha Synuclein and Induce Lewy Body-like Pathology In Vitro', *Int J Mol Sci*, 23.

Wu Zhang, X., and Y. Leng Yap. 2004. 'Structural similarity between HIV-1 gp41 and SARS-CoV S2 proteins suggests an analogous membrane fusion mechanism', *Theochem*, 677: 73-76.

Xu, H., L. Zhong, J. Deng, J. Peng, H. Dan, X. Zeng, T. Li, and Q. Chen. 2020. 'High expression of ACE2 receptor of 2019-nCoV on the epithelial cells of oral mucosa', *Int J Oral Sci*, 12: 8.

Xu, P., S. Sriramula, and E. Lazartigues. 2011. 'ACE2/ANG-(1-7)/Mas pathway in the brain: the axis of good', *Am J Physiol Regul Integr Comp Physiol*, 300: R804-17.

Yahi, N., H. Chahinian, and J. Fantini. 2021. 'Infection-enhancing anti-SARS-CoV-2 antibodies recognize both the original Wuhan/D614G strain and Delta variants. A potential risk for mass vaccination?', *J Infect*, 83: 607-35.

Yong, E. 2017. *I contain multitudes. The Microbes within us and a grander view of life.* (Vintage Penguin Random House, London.).

Yonker, L. M., Z. Swank, Y. C. Bartsch, M. D. Burns, A. Kane, B. P. Boribong, J. P. Davis, M. Loiselle, T. Novak, Y. Senussi, C. A. Cheng, E. Burgess, A. G. Edlow, J. Chou, A. Dionne, D. Balaguru, M. Lahoud-Rahme, M. Arditi, B. Julg, A. G. Randolph, G. Alter, A. Fasano, and D. R. Walt. 2023. 'Circulating Spike Protein Detected in Post-COVID-19 mRNA Vaccine Myocarditis', *Circulation*.

Yousefzadeh, M., C. Henpita, R. Vyas, C. Soto-Palma, P. Robbins, and L. Niedernhofer. 2021. 'DNA damage-how and why we age?', *Elife*, 10.

Yousefzadeh, M. J., R. R. Flores, Y. Zhu, Z. C. Schmiechen, R. W. Brooks, C. E. Trussoni, Y. Cui, L. Angelini, K. A. Lee, S. J. McGowan, A. L. Burrack, D. Wang, Q. Dong, A. Lu, T. Sano, R. D. O'Kelly, C. A. McGuckian, J. I. Kato, M. P. Bank, E. A. Wade, S. P. S. Pillai, J. Klug, W. C. Ladiges, C. E. Burd, S. E. Lewis, N. F. LaRusso, N. V. Vo, Y. Wang, E. E. Kelley, J. Huard, I. M. Stromnes, P. D. Robbins, and L. J. Niedernhofer. 2021. 'An aged immune system drives senescence and ageing of solid organs', *Nature*, 594: 100-05.

Yu, W., C. Lescale, L. Babin, M. Bedora-Faure, H. Lenden-Hasse, L. Baron, C. Demangel, J. Yelamos, E. Brunet, and L. Deriano. 2020. 'Repair of G1 induced DNA double-strand breaks in S-G2/M by alternative NHEJ', *Nat Commun*, 11: 5239.

Zhang, B., X. Yin, Y. Lang, X. Han, J. Shao, R. Bai, and L. Cui. 2021. 'Role of cellular prion protein in splenic CD4(+) T cell differentiation in cerebral ischaemic/reperfusion', *Ann Clin Transl Neurol*, 8: 2040-51.

Zhang, C. C., A. D. Steele, S. Lindquist, and H. F. Lodish. 2006. 'Prion protein is expressed on long-term repopulating hematopoietic stem cells and is important for their self-renewal', *Proc Natl Acad Sci U S A*, 103: 2184-9.

Zhang, L., A. Richards, M. I. Barrasa, S. H. Hughes, R. A. Young, and R. Jaenisch. 2021. 'Reverse-transcribed SARS-CoV-2 RNA can integrate into the genome of cultured human cells and can be expressed in patient-derived tissues', *Proc Natl Acad Sci U S A*, 118.

Zhang, Y., J. Bi, J. Huang, Y. Tang, S. Du, and P. Li. 2020. 'Exosome: A Review of Its Classification, Isolation Techniques, Storage, Diagnostic and Targeted Therapy Applications', *Int J Nanomedicine*, 15: 6917-34.

Zhao, X., J. Liu, S. Ge, C. Chen, S. Li, X. Wu, X. Feng, Y. Wang, and D. Cai. 2019. 'Saikosaponin A Inhibits Breast Cancer by Regulating Th1/Th2 Balance', *Front Pharmacol*, 10: 624.

Zhao, Y., M. Kuang, J. Li, L. Zhu, Z. Jia, X. Guo, Y. Hu, J. Kong, H. Yin, X. Wang, and F. You. 2021. 'SARS-CoV-2 spike protein interacts with and activates TLR41', *Cell Res*, 31: 818-20.

Zheng, H., T. Zhang, Y. Xu, X. Lu, and X. Sang. 2022. 'Autoimmune hepatitis after COVID-19 vaccination', *Front Immunol*, 13: 1035073.

Zhou, F., T. Yu, R. Du, G. Fan, Y. Liu, Z. Liu, J. Xiang, Y. Wang, B. Song, X. Gu, L. Guan, Y. Wei, H. Li, X. Wu, J. Xu, S. Tu, Y. Zhang, H. Chen, and B. Cao. 2020. 'Clinical course and risk factors for mortality of adult inpatients with COVID-19 in Wuhan, China: a retrospective cohort study', *Lancet*, 395: 1054-62.

Zou, Z., Y. Yan, Y. Shu, R. Gao, Y. Sun, X. Li, X. Ju, Z. Liang, Q. Liu, Y. Zhao, F. Guo, T. Bai, Z. Han, J. Zhu, H. Zhou, F. Huang, C. Li, H. Lu, N. Li, D. Li, N. Jin, J. M. Penninger, and C. Jiang. 2014. 'Angiotensin-converting enzyme 2 protects from lethal avian influenza A H5N1 infections', *Nat Commun*, 5: 3594.

Zuo, Y., S. K. Estes, R. A. Ali, A. A. Gandhi, S. Yalavarthi, H. Shi, G. Sule, K. Gockman, J. A. Madison, M. Zuo, V. Yadav, J. Wang, W. Woodard, S. P. Lezak, N. L. Lugogo, S. A. Smith, J. H. Morrissey, Y. Kanthi, and J. S. Knight. 2020. 'Prothrombotic antiphospholipid antibodies in COVID-19', *medRxiv*.

Pathohistologische Untersuchungen von Burkhardt und Lang

Die Pathologen Burkhardt und Lang haben gegen viele Widerstände im Rahmen von Zweitbegutachtungen histopathologische Asservate von nach Corona-„Impfung" Verstorbenen und Biopsiepräparate von nach Corona-„Impfung" dauerhaft erkrankten Überlebenden untersucht. An dieser Stelle lassen wir den Zwischenberichtstext für sich stehen. Diese Zwischenberichte enthalten auch eine Aufzählung der vielfältigen gefundenen pathohistologischen Phänomene und wurden an Angehörige der untersuchten Verstorbenen verschickt.

An den mit **xxxxxxx** gekennzeichneten Stellen standen in den Originalzwischenberichtsbriefen die entsprechenden persönlichen Angaben (Namen, Geburts- und Sterbedaten).

Muster eines Zwischenberichtsschreibens des Pathologielabors Burkhardt in Reutlingen im Jahr 2022

Betr. Pathologische Zweituntersuchungen von **xxxxxxxxx**

geb. xxxxxx, gest. xxxxxxx

Sehr geehrter Herr **xxxxxxxx**,

Sie hatten uns vor geraumer Zeit für eine Untersuchung Ihres verstorbenen Sohnes **xxxxxxx** kontaktiert, um ein pathologisches Zweitgutachten zu erstellen, insbesondere unter der Fragestellung, ob bei dem Ableben die Corona-„Impfung" eine Rolle gespielt haben könnte.

Wie Sie wahrscheinlich selbst schon festgestellt haben, dauern unsere Untersuchungen recht lange und möglicherweise sind sie sogar schon etwas irritiert, dass wir Ihnen noch kein abschließendes Gutachten haben zukommen lassen. Durch die Kritik an unseren auf langjähriger Erfahrung basierenden Ergebnissen und aufgrund der Komplexität der Fragestellung wurde aus einer einfachen „Zweitmeinung" ein wissenschaftliches Projekt, für das wir zunächst Grundlagen und apparative Ausstattung schaffen mussten.

Wir möchten Ihnen kurz einen allgemeinen Zwischenstand zu unseren Arbeiten geben und schließlich auch ein paar Erkenntnisse zur Zweituntersuchung von **xxxxxxx** mitteilen, obgleich diese Mitteilungen lediglich Ihrer Information dienen und noch nicht als abschließendes pathologisches Gutachten anzusehen sind.

Zweck unserer Arbeiten

Der Hauptzweck unserer pathologischen Zweitbegutachtungen dient der Erschließung der durch Corona-„Impfungen" potentiell hervorgerufenen Gewebe- und damit Gesundheitsschäden und der entsprechenden Außenkommunikation mit dem Ziel, weiteren und größeren Schaden von der Allgemeinheit abzuwenden.

Des Weiteren dienen unsere Arbeiten aber auch der Information nach Gewissheit suchender Angehöriger wie Ihnen, die wie Sie selbst den Verdacht gefasst hatten, dass das Ableben eines lieben, nahestehenden Menschen im Zusammenhang mit einer vorher erfolgten Covid-„Impfung" stehen könnte. Unsere bisherigen Erkenntnisse bestätigen immerhin schon einmal, dass Ihr Verdacht nicht unberechtigt war, da wir bereits mit Sicherheit sagen können, dass Covid-„Impfungen" zu pathohistologisch sichtbaren typischen Schäden führen, die auch zum Tode führen können.

Bislang waren wir für die Erstellung mikroskopierbarer Präparate teilweise auf die Kooperation mit anderen, besser ausgestatteten pathologischen Instituten angewiesen. Da die Todesursachenuntersuchung von im Zusammenhang mit Covid-„Impfungen" Verstorbenen seitens der Politik nicht erwünscht ist, wurde die Zuarbeit der Kollegen immer schwieriger, da diese ihre Arbeitsstellen nicht gefährden wollten. Wir haben deshalb unser eigenes Labor wieder aufgerüstet, müssen jetzt aber natürlich erst einmal auch die laborpräparatorischen Methoden, insbesondere den Nachweis des Spikeproteins vor Ort auf unseren eigenen Geräten etablieren.

Wir bitten Sie deshalb weiterhin um Geduld hinsichtlich des abschlie-
ßenden Gutachtens des Ihnen nahestehenden lieben, nach Covid-„Impfung" verstorbenen Menschen.

Allgemeine Zusammenfassung von vorgefundenen Gewebeschäden

Bei den Zweituntersuchungen von mehr als 40 im Zusammenhang mit
Covid-„Impfungen" Verstorbenen haben wir die im Folgenden aufgeführ-
ten pathohistologischen Phänomene – nicht bei allen Verstorbenen und in
verschiedenartigen Ausprägungen – gefunden. Analoge Befunde konnten
auch an Biopsiepräparaten erhoben werden:

- Gefäßwandentzündungen kleinerer Gefäße im Sinne einer En-
  dothelitis, vor allem in Herz, Lunge und Gehirn, bis hin zu einer
  Gefäßobliteration.
- Gefäßwandentzündungen und Texturstörungen großer Gefäße
  (Arterien, Schlagadern und Hauptschlagader (Aorta)) mit lymphozytärer Vaskulitis und Perivaskulitis. Diese können zu Rissen in der
  Gefäßwand (Dissektion) mit Einblutungen zwischen die Schichten,
  aber auch zu Durchbruchsblutungen (Perforation) aus dem Gefäß
  führen.
- Gefäßlumenverengungen und Verlegungen durch atypische
  Thrombenbildung und einlagerungsbedingte Gefäßwandverdi-
  ckungen. Typische Thromben enthalten rote Blutkörperchen, Blutplättchen und Fibrin. Bei den nach Covid-„Impfungen" vorgefundenen Thromben sind jedoch offenbar weitere Substanzen beteiligt, wir vermuten, dass es sich um fehlgefaltete, den Prionen verwandte Proteine handelt – amyloidartige Substanzen.
- Diese „Spike-Amyloidablagerungen" finden sich nicht nur in voll-
  ausgebildeten Thromben, sondern auch in Gefäßwänden –
  mit/bei Endothelschaden. Vermutlich werden diese amyloidartigen Einlagerungen aus dem teilweise ähnlichen „impf"induzierten
  Spikeprotein gebildet (sog funktionelles Amyloid). Das Problem ist,
  dass diese Proteine vom Körper nicht abgebaut werden können,
  dadurch ergibt sich eine Verwandtschaft zu einer bekannten

seltenen, bei chronischen Entzündungen beobachteten Erkrankung – der Amyloidose.

- Herzmuskelentzündungen, vorwiegend lymphozytär. Lymphozytäre Entzündungen finden sich bei Autoimmun- oder viral entzündlichen Prozessen, im Gegensatz zu granulozytären Entzündungen, die sich nach einem Herzinfarkt finden würden.
- Läsionen lymphatischer Organe (Milz und Lymphknoten), in denen wir Aktivierungszeichen mit Bildung von Pseudolymphomen, aber auch Depletionserscheinungen („Erschöpfung" des lymphatischen Gewebes durch Lymphozytenüberaktivierungsverbrauchsdepletion) vorgefunden haben.
- Die in Arteriolen und Arterien anderer Organe vorgefundenen Wandtexturstörungen scheinen in der Milz eine besondere Charakteristik mit einer regelrechten Schichtenbildung auszubilden, die als „Zwiebelschalen-Arteriolitis" (onionskin arteriolitis) bei Autoimmunerkrankungen bekannt ist. Auch finden sich zuweilen umschriebene Milznekrosen, Infarkte und eine Perisplenitis (Entzündungen um die Milz herum).
- Unidentifizierte Objekte innerhalb und außerhalb von Gefäßen in verschiedenen Organen wie Herz, Lunge, Muskelgewebe, Leber, Pankreas, aber insbesondere in und um Milzgefäße, möglicherweise Fremdmaterial/Verschmutzung aus dem Impfstoff oder Komplexbildungen aus Cholesterin, Spikeprotein und Fibrin. Hierzu laufen aktuell weitere Untersuchungen.
- Alveolitis mit diffusen Alveolarschäden bei vorwiegend lymphozytären interstitiellen Pneumonien, möglicherweise endogen-allergisch bedingt
- Anzeichen generalisierter Aktivierung des Immunsystems gegen körpereigene Strukturen im Sinne einer Autoimmunreaktion. Hierbei finden sich teilweise follikuläre, d.h. knotige lymphozytäre Infiltrate an untypischen Stellen, d.h. außerhalb der lymphatischen Organe („Lymphozytenamok"). Derartige lokale lymphozytäre Entzündungen fanden wir in allen möglichen Organen des Körpers und auch im Gehirn.

◆ Im Gehirn fanden wir das Bild einer transfektionsassoziierten lymphozytären Enzephalitis sowie lymphozytärer Vaskultis und fokaler Destruktion intrazerebraler und subarachnoidaler Blutgefäße. Hierbei werden kleinere Blutungen in die Gefäßwände beobachtet, die asymptomatisch bleiben können oder mit kurzfristigen Absencen einhergehen. Nicht selten kommt es aber zu tödlichen Blutungen im Gehirn oder zu Subarachnoidalblutungen mit und ohne Aneurysmen der Hirnbasisarterien. Fokal können sich auch lymphozytäre Infiltrate in der harten Hirnhaut im Rahmen des „Lymphozyten Amoks" finden. Möglicherweise gehört auch eine von uns beobachtete Nekrose der Hypophyse zu den Erscheinungsformen (zentrale Schaltstelle zwischen Gehirn und Hormonsystem).

◆ Die funktionellen Amyloidablagerungen in und um Gefäße insbesondere im Gehirn lassen an Verbindungen zu neurodegenerativen Erkrankungen, wie die Alzheimer-Krankheit denken, die offenbar bei Corona-„Geimpften" vermehrt beobachtet werden.

Kurzinformation zum Untersuchungsstand des Verstorbenen **xxxxxxx**

Die obig aufgezählten Gewebsschadensmuster bei nach Covid-„Impfungen" Verstorbenen stellen eine explorative Zusammenfassung dar, es ist also nicht gesagt, dass sich all diese Veränderungen immer finden; so lässt sich dies auch nicht für die Untersuchung des Ihnen nahestehenden verstorbenen Menschen sagen.

Bei unseren pathohistologischen Untersuchungen von **xxxxxxx** fanden wir

AN DIESER STELLE STANDEN DEN INDIVIDUELLEN FALL BETREFFENDE
INFORMATIONEN

Außenkommunikation unserer Erkenntnisse

Wie oben bereits erwähnt, sehen wir den Hauptzweck unserer pathologischen Zweitbegutachtungen in der Erschließung der durch Corona-„Impfungen" potenziell hervorgerufenen Gewebe- und damit Gesundheitsschäden und der entsprechenden Außenkommunikation mit dem Ziel, weiteren und größeren Schaden von der Allgemeinheit abzuwenden.

Inwiefern uns Letzteres gelungen ist, können wir schwer einschätzen. Aufgrund der Dringlichkeit unseres Anliegens haben wir bisher durch Vorträge (unter anderem auf pathologie-konferenz.de) auf die Bedenklichkeit der Covid-„Impfungen" hingewiesen, ohne unsere Erkenntnisse in einer Fachzeitschrift zu publizieren. Im modernen Wissenschaftsbetrieb spielen Publikationen in renommierten „peer-reviewed" Journalen eine große Rolle, insbesondere für die Kommunikation von Wissenschaftlern untereinander.

Obgleich wir davon ausgehen müssen, dass die Fachzeitschriften in starken politischen und wirtschaftlichen Abhängigkeitsverhältnissen stehen, möchten wir falls möglich auch in solchen Fachzeitschriften publizieren. Wir hoffen, hiermit andere Wissenschaftler und auch Fachkollegen zu erreichen, auf dass sich mehr Kollegen in Zukunft trauen, die in unseren Augen offensichtlichen Befunde wahrzunehmen und auch nach außen zu kommunizieren.

Mit der Beauftragung unseres Zweitgutachtens haben Sie ja schon eine über eine passive Zustimmung hinausgehende Unterstützung signalisiert, bei der Erschließung der nach Covid-„Impfungen" auftretenden Schäden am Menschen und deren Außenkommunikation behilflich zu sein. Allerdings fordern Fachzeitschriften in der Regel eine schriftliche Zustimmung der Angehörigen eines Verstorbenen, wenn Erkenntnisse aus der Untersuchung des Verstorbenen veröffentlicht werden sollen.

Deshalb möchten wir Sie bitten, die beigelegte Einverständniserklärung zur Veröffentlichung von bei der Untersuchung des Ihnen nahestehenden verstorbenen Menschen gefundenen wissenschaftlichen Erkenntnissen, zu unterschreiben und an uns zurückzuschicken.

Mit freundlichen Grüßen

Das Team des Pathologielabors Burkhardt

Was tun bei Corona-„Impfschaden"

Dass Menschen direkt Hilfe bei einem pathologischen Labor suchen und hierbei auch nach therapeutischen Möglichkeiten fragen dürfte ein eher neues Phänomen unserer Zeit sein und wirft kein gutes Licht auf unser Gesundheitssystem.

Wenn ich das Wort Patient in einem Latein-Deutsch Übersetzer eingebe, springen mir zahlreiche, von Kontext und Fall abhängige Bedeutungen entgegen: Erleiden, Erdulden, Ertragen, Geduldsamkeit, Nachsicht, Nachgiebigkeit, Gleichgültigkeit, Indolenz. Als nachklassische Übersetzung wird mir zu Guter aller Letzt „Unterwürfigkeit" angeboten.

In keinem dieser Worte erkenne ich das Bild vom aufgeklärten, mündigen kranken Menschen, dessen Menschenwürde unantastbar ist, wieder.

Wir sehen davon ab, konkrete „Medikamente" zu empfehlen und möchten es den klinisch tätigen Kollegen überlassen, individuelle Therapien zu empfehlen. Ich schreibe hier absichtlich empfehlen und nicht anordnen, da die vergangenen 3 Jahre gezeigt haben, dass die Tendenz sich als Patient in eine folgsame, autoritätsgläubige Rolle zu begeben, ja sich der medizinischen Maschinerie zu unterwerfen, nicht gerade gesundheitsförderlich war.

Konkret taucht immer wieder die Frage auf, wie man das „Spike"-Protein aus dem Körper entfernen kann und dass es hier doch „Entschlackungstherapien" geben müsse. Wir empfehlen, den eigenen Körper bei seinen Fähigkeiten mit schädigenden Agenzien umzugehen zu unterstützen -nicht durch die Zufuhr eines Mittels, sondern durch Karenz- durch Fasten.

Am Leichtesten lässt sich eine Fastenroutine unter Einbeziehung der natürliche wiederkehrenden nächtlichen Nahrungskarenz erreichen. Wenn man die letzte Mahlzeit des Tages etwas vorzieht, sagen wir auf 17:00 Uhr und die erste Mahlzeit des Tages, das „Fastenbrechen" (im englischen „breakfast") in den Vormittag verschiebt, lässt sich ohne viel Entsagen ein Fastenintervall von mehr als 16 Stunden etablieren.

Wer direkt nach dem Aufstehen ein Hungergefühl hat, kann dies leicht durch einen Morgenkaffee (oder Tee) besänftigen, dieser jedoch ohne Zucker, da die Aufnahme von Kohlenhydraten zur Insulinausschüttung führt, was den „Entschlackungsprozess" stört oder stoppt. Generell ist es empfehlenswert, die Aufnahme von Kohlenhydraten zu reduzieren und durch Fette und Proteinen zu ersetzen. Kohlenhydratreich sind auch viele als ballaststoffreich propagierte Getreideprodukte, darunter unser tägliches Brot.

Für den Morgenkaffee bedeutet dies, Sahne statt Zucker oder Milch zu verwenden. Um den Hungersignalbesänftigungseffekt zu erreichen kann man auch ein kleines Stück Butter zugeben. Um neben dem cremigen auch das fruchtige Spektrum im Fastenintervall zu bedienen empfiehlt sich Wasser mit Zitronenscheiben.

An dieser Stelle ist es ohnehin an der Zeit, die Reputation von Fetten und Proteinen wiederherzustellen. Die von unseren Urgroßeltern noch als gesund empfundene fett- und proteinreiche „Hausmannskost" mit Ei und Schinken und das für uns Deutsche fast sprichwörtlich stehende Sauerkraut ist wohl weitgehend zu Unrecht in Verruf geraten. Diese Verteufelung von Ei und Schinken nahm Ihren Ausgang in einer Studie, die in dem Amerikanischen Ort „Framingham" durchgeführt wurde. Kurioserweise bezeichnet „Framing" eine Propagandatechnik, die Informationen durch Rekontextualisierung in ein zur Machtausübung dienliches Bedeutungsumfeld setzt. Wer sich gegen die Corona-Maßnahmen aussprach wurde in den letzten 3 Jahren z.B. gerne Mal als Schwurbler, Querdenker, oder politisch rechts „geframed". „Ham" bedeutet auf Englisch Schinken.

Der großflächige Einsatz von Cholesterinsenkern, wie den Statinen ist in diesem Zusammenhang auch in Frage zu stellen. Wer seinem Körper etwas Gutes tun möchte kann die Faustregel, Kohlenhydrate durch Proteine und Fette zu ersetzen anwenden.

Statt Marmeladenbrot gibt es dann Schinken und Ei und im Müsli landen statt kohlenhydratreiche Zerealien Walnüsse, Pekanüsse, Mandelsplitter und Sonnenblumenkerne. Wer Kuhmilch aufgrund des Milchzuckers und der Östrogene reduzieren möchte, kann diese durch Mandelmilch ersetzen. Persönlich setze ich dem Müsli noch einen Schuss Kefir zu, um eine frische Note zu verleihen. Als Fruchtgrundlage empfiehlt es sich natürlich eher einen frischen Apfel ins Müsli zu schnippeln, statt gezuckerte Trockenfrüchte.

Allerdings sollte man nicht zu streng zu sich sein und sich auch Mal was gönnen. Umso leichter wird es dann, das Intervallfasten mit optimaler Nutzung der nächtlichen Nahrungsmittelkarenz zur angenehmen Gewohnheit zu machen. Bei Autoimmunkrankheiten führt Intervallfasten zu Symptombesserungen und die Kapitel dieses Buchs machen deutlich, dass die Spike-Krankheit nach Corona-„Impfung" viele Merkmale einer Autoimmunkrankheit hat.

Das ursprüngliche christliche Fasten mit nur einer Mahlzeit pro Tag scheint aus gesundheitlicher Perspektive durchaus empfehlenswert. Was das zu vermutende Spike-assoziierte Krebsrisiko angeht: Islamische Länder, in denen der Fastenmonat Ramadan (Nahrungskarenz von Sonnenauf- bis Sonnenuntergang) jährlich begangen wird, haben niedrigere Krebserkrankungsraten. Für Leser islamischen Glaubens ergibt dies allerdings die Herausforderung, sich die Gewohnheit des nächtlichen Intervallfastens durch den Ramadan, der sich durch Tagfasten auszeichnet, nicht zu sehr durcheinanderbringen zu lassen.

Für das allgemeine Wohlbefinden sind natürlich frische Luft und Spaziergänge in der Natur sowie angenehme soziale Kontakte förderlich. Im Grunde all die Verhaltensweisen, die von Gesundheitsbehörden während der Corona Zeit nicht gefördert ja leider -teilweise sogar mit Zwangsmaßnahmen- unterbunden wurden.